ÉTUDE

DES

RÉACTIONS HUMORALES

DANS LE DIAGNOSTIC
LE PRONOSTIC ET LA THÉRAPEUTIQUE

DE

L'INFECTION TUBERCULEUSE

PAR

Le DR RAYMOND LETULLE

PARIS

G. STEINHEIL, ÉDITEUR

2, RUE CASIMIR-DELAVIGNE, 2

1912

ÉTUDE

DES

RÉACTIONS HUMORALES

DANS LE DIAGNOSTIC
LE PRONOSTIC ET LA THÉRAPEUTIQUE

DE

L'INFECTION TUBERCULEUSE

PAR

Le Dʀ RAYMOND LETULLE

PARIS

G. STEINHEIL, ÉDITEUR

2, RUE CASIMIR-DELAVIGNE, 2

1912

A LA MÉMOIRE VÉNÉRÉE DE MA MÈRE

A MON ·PÈRE

Le Professeur MAURICE LETULLE

MEMBRE DE L'ACADÉMIE DE MÉDECINE
PROFESSEUR A LA FACULTÉ DE MÉDECINE DE PARIS
MÉDECIN DE L'HÔPITAL BOUCICAUT
CHEVALIER DE LA LÉGION D'HONNEUR

A MA FEMME

AUX MIENS

A MES AMIS

A MON PRÉSIDENT DE THÈSE

M. Le Professeur FERNAND WIDAL

MEMBRE DE L'ACADÉMIE DE MÉDECINE
PROFESSEUR A LA FACULTÉ DE MÉDECINE DE PARIS
MÉDECIN DE L'HÔPITAL COCHIN
OFFICIER DE LA LÉGION D'HONNEUR

A L'INSPIRATEUR DE CETTE THÈSE

M. le Professeur A. CALMETTE

DIRECTEUR DE L'INSTITUT PASTEUR DE LILLE
PROFESSEUR A LA FACULTÉ DE MÉDECINE
MEMBRE CORRESPONDANT DE L'INSTITUT ET DE L'ACADÉMIE DE MÉDECINE
COMMANDEUR DE LA LÉGION D'HONNEUR

A M. le Professeur L. LANDOUZY

DOYEN DE LA FACULTÉ DE MÉDECINE DE PARIS
MEMBRE DE L'ACADÉMIE DE MÉDECINE
MÉDECIN DE L'HÔPITAL LAENNEC
COMMANDEUR DE LA LÉGION D'HONNEUR

A TOUS MES MAITRES

DANS LES HOPITAUX ET A LA FACULTÉ

AVANT-PROPOS

M. le Pr Widal a bien voulu nous faire le grand honneur d'accepter la présidence de notre thèse ; nous lui en exprimons ici notre très profonde gratitude et nous voulons lui dire combien nous en sommes flatté.

Lorsqu'il y a trois ans, en terminant nos études médicales, nous avons senti tout l'attrait que présentaient pour nous les sciences biologiques, sur les conseils d'un père qui fut toujours pour nous le meilleur des guides, nous nous sommes adressé à M. le Pr Calmette : nous savions trouver auprès de ce Maître un accueil aimable, presque paternel, et nous n'avons jamais été déçu dans nos espérances. C'est à son exemple et à ses côtés que nous nous sommes mis à aimer la Science dans tout ce qu'elle a de plus pur et de désintéressé et à apprécier toute la joie que l'on ressent à la cultiver. Notre seul désir est de pouvoir rester encore longtemps auprès d'un tel Maître ; nous lui prouverons ainsi notre attachement et notre reconnaissance.

Nous lui devons le sujet de ce travail ; si nous avons pu y concentrer des idées qui lui sont chères et utiliser quelques-uns des travaux qu'il a su inspirer, nous aurons atteint le but que nous nous étions assigné.

Les mots nous manquent pour remercier M. le Pr Calmette, mais il n'ignore pas de quel cœur fervent nous lui exprimons toute notre reconnaissance.

Nous n'oublions pas que c'est guidé par M. L. Massol, chef de laboratoire à l'Institut Pasteur de Lille, que nous avons pu mener à bien la troisième partie de ce travail ; nous lui en exprimons notre profonde gratitude. Nos remerciements les meilleurs vont aussi à M. le Médecin-Major Grysez, à M. le Pr agrégé Maurice Breton et à M. C. Guérin qui nous ont donné bien souvent d'utiles conseils.

INTRODUCTION

A une époque où l'on reconnaît que la plupart des manifestations de la tuberculose sont d'autant plus facilement guérissables qu'elles sont plus tôt diagnostiquées et convenablement traitées, nous avons pensé qu'il était peut-être indiqué d'étudier les réactions tuberculiniques et les principales réactions humorales qui présentent un intérêt scientifique ou une utilité pratique au point de vue du diagnostic, du pronostic ou du traitement de la tuberculose.

Aussi notre étude a-t-elle été faite avec l'idée que nous pourrions épargner aux travailleurs des recherches pénibles en groupant ces réactions disséminées jusqu'à présent dans une foule de publications. Nous en donnons la technique qui nous a semblé la meilleure ; nous essayons de dégager, avec autant d'impartialité que possible, de l'étude des faits puisés aux meilleures sources, la valeur de chaque méthode et la mesure dans laquelle elle peut aider la clinique en certaines circonstances.

Nous apportons enfin à ce travail la contribution de nos recherches personnelles sur la cuti-réaction, l'albumino-réaction, l'uro-réaction, et, particulièrement, sur la réaction de fixation de l'alexine (Bordet-Gengou). Cette dernière méthode, qui permet de suivre les variations des anticorps parallèlement à l'évolution de la tuberculose ou pendant un traitement par la tuberculine, nous a semblé pouvoir donner des renseignements du plus grand intérêt.

Nous croyons qu'elle mérite d'être plus particulièrement signalée à l'attention des phtisiothérapeutes, en raison de ce qu'elle paraît permettre de suivre avec précision les processus de défense de l'organisme contre l'infection tuberculeuse.

PREMIÈRE PARTIE

RÉACTIONS HUMORALES DIVERSES

CHAPITRE PREMIER

RÉACTION D'AGGLUTINATION

S. Arloing (1), en 1908, isola, par sélection de cultures ordinaires sur pomme de terre, une race de bacilles tuberculeux qui, cultivés en bouillon glycériné, y donne une émulsion homogène.

La séro-réaction de S. Arloing et Paul Courmont a pour principe l'agglutination de ces cultures liquides homogènes, pures ou diluées, par le sérum des tuberculeux.

Technique. — On part du bacille homogène d'Arloing, en culture sur pomme de terre ; on l'ensemence en bouillon peptoné à 1 ou 2 pour 100 et glycériné à 5 pour 100, dans des matras agités tous les jours plusieurs fois pour éviter le développement en grumeaux ou en voile. Ces cultures sont placées à l'étuve à 38°. On fait plu-

____

(1) S. ARLOING. C. R. Acad. des Sciences, 9, 16, 31 mai 1898.

sieurs passages en bouillon glycériné jusqu'à ce que le bacille récupère sa mobilité et les propriétés décrites par S. Arloing. La culture est alors laissée à l'étuve pendant 3o ou 4ojours. Puis elle est diluée (1) cinquante à soixante fois dans l'eau salée physiologique à 8 pour 1 ooo stérilisée ; cette dilution varie avec la richesse de la culture ; on arrive facilement, avec l'habitude, à obtenir cette dilution légèrement opalescente qui montre, si on l'agite, des ondes soyeuses, mais elle ne peut être déterminée exactement que par l'emploi d'un *sérum-étalon*. C'est un sérum dont le pouvoir agglutinant pour une culture normale en un temps donné est connu, et qui agglutine dans les limites ordinaires du sérum des tuberculeux (de 1 pour 10 à 1 pour 2o). Ce sérum-étalon, conservé à l'obscurité et à la glacière, ou aseptiquement à une température modérée, peut garder pendant plusieurs mois le même pouvoir agglutinant.

Le sérum-étalon servira à contrôler le degré d'agglutinabilité des cultures diluées ; celles-ci ne seront employées que lorsqu'elles donneront avec le sérum-étalon le degré d'agglutinabilité en un temps donné (en 3 à 5 heures).

On peut conserver pendant plusieurs semaines une provision de culture diluée agglutinable au même titre par un même sérum, en la mettant à une température inférieure à 10° ou en l'additionnant de 3 à 4 pour 1 ooo

---

(1) ARLOING et COURMONT recommandèrent primitivement d'employer des cultures âgées de 8 à 10 jours. Ils conseillèrent ensuite de se servir de cultures restées à l'étuve pendant 1 mois environ et de les diluer avant d'en faire usage.

de formol du commerce tout en la laissant à une température peu élevée.

Il faut avoir soin d'agiter l'émulsion de bacilles avant de s'en servir, pour répartir uniformément le dépôt qui se forme à la longue dans les émulsions conservées.

Pour obtenir le *sérum du malade* à éprouver, on recueille dans un petit tube effilé un centimètre cube et demi de sang par piqûre du bout du doigt. Le sérum doit être employé pur et limpide tel qu'on l'obtient en laissant simplement coaguler le sang au repos ; on peut, si l'on est pressé, séparer le sérum du caillot par centrifugation. En cas de tuberculose locale, on emploie, au lieu du sérum sanguin, l'épanchement séreux.

La réaction d'agglutination doit être observée à l'œil nu et non au microscope. Elle se fait dans de petits tubes de verre stérilisés, larges de 7 millimètres de diamètre environ, hauts de 4 centimètres et demi, et de fond arrondi. Pour chaque sérum, on en place cinq verticalement dans un porte-tubes : dans les trois premiers, on met dix gouttes de la culture, dans le quatrième quinze gouttes, et dans le cinquième vingt gouttes.

La pipette effilée avec laquelle on a mesuré les gouttes de culture est lavée au bouillon stérilisé et séchée à la flamme, puis elle sert de nouveau à doser les gouttes de sérum. Le premier tube qui doit servir de témoin ne reçoit pas de sérum. On met deux gouttes de sérum dans le deuxième tube (à 1 pour 5) et une seule goutte de sérum dans les troisième, quatrième et cinquième tubes : le séro-diagnostic est ainsi essayé au cinquième, au dixième, au quinzième et au vingtième (S. Arloing et P. Courmont conseillent de préparer en outre une agglutination limite avec le sérum-étalon, à 1 pour 5, 1 pour 10, 1 pour 15, etc.).

Lorsque cette répartition est faite, on agite fortement chaque tube pour bien mélanger le sérum et la culture, puis on abandonne au repos à la température du laboratoire. L'examen de la réaction se fera à l'œil nu en observant les tubes à jour frisant.

Le temps au bout duquel la réaction doit être notée est de 4 à 6 heures. Pour être absolument exact, le résultat sera noté au bout du temps nécessaire à l'agglutination limite par le sérum-étalon à la dilution maxima (1). Au delà des premières heures, les modifications dans l'agglutination sont négligeables.

« On ne doit considérer comme *positives* que les agglutinations complètes à l'œil nu, caractérisées par la formation de flocons bien visibles et la clarification du liquide.

« Les réactions *négatives* laissent le liquide trouble comme dans le tube témoin, sans flocon ni dépôt abondant.

« Les réactions *incomplètes*, avec dépôt dans le fond, mais persistance d'un trouble plus ou moins accusé au-dessus du dépôt, ne peuvent servir que d'indication ». (Arloing et Courmont).

Le caractère d'agglutinabilité que possède le bacille isolé par

------

(1) S. Arloing et Paul Courmont. *Prov. Méd.*, 17 mai 1902.

S. Arloing n'appartient pas à toutes les cultures homogènes du bacille de Koch (1).

Par contre, le phénomène d'agglutination peut s'obtenir aussi à l'aide de bacilles tuberculeux cultivés sur milieux lécithinés ou contenant une faible proportion de bile de bœuf (2) comme l'ont montré MM. Calmette et Guérin. La méthode de culture d'Arloing n'est donc pas la seule qui puisse donner au bacille le développement homogène et l'agglutinabilité. Cette dernière propriété varie d'une façon considérable suivant la provenance humaine, bovine ou aviaire des bacilles, suivant le milieu de culture et la concentration de l'émulsion bacillaire employée. Aussi ne doit-on pas comparer les résultats obtenus par le bacille d'Arloing à ceux qu'on obtient par tout autre bacille.

Une goutte de culture homogène d'Arloing examinée au microscope entre lame et lamelle montre, à côté de petits amas formés de bacilles enchevêtrés, des bacilles isolés ; ces bacilles sont plus ou moins résistants à la décoloration par les acides ; en vieillissant, ils reprennent les caractères tinctoriaux du bacille de Koch.

La virulence du bacille homogène d'Arloing est moindre que celle du bacille de Koch : l'inoculation intrapéritonéale ne tuberculise le cobaye que dans 10 pour 100 des cas, et l'on n'obtient une tuberculose généralisée que dans 20 pour 100 des inoculations intra-mammaires (3).

Interprétation de la séro-réaction. — D'après les auteurs mêmes de la séro-agglutination, celle-ci n'a de valeur que si elle n'est pas séparée des conditions cli-

---

(1) S. ARLOING et P. COURMONT. *Revue de la Tub.,* n⁰ˢ 3 et 4, 1904. — BERTHELON. *Thèse,* Lyon, 1904.

(2) CALMETTE et GUÉRIN. *C. R. Acad. des Sciences,* 28 déc. 1908 et 2 nov. 1909.

(3) L. NATTAN-LARRIER. Diagnostic de la tuberculose par les nouveaux procédés de laboratoire. *L'œuvre médico-chirurg.,* n⁰ 43, 12 oct. 1905.

niques qui l'entourent. *Elle n'est pas spécifique par elle-même* ; elle l'est seulement au point de vue quantitatif et dans certaines conditions. En effet, les sérums normaux d'un grand nombre d'espèces animales agglutinent le bacille de Koch à un taux élevé. L'agglutination ne sera donc spécifique vis-à-vis du bacille tuberculeux qu'au-dessus du taux ordinaire d'agglutination du sérum normal de l'espèce animale envisagée.

L'âge du sujet qui a fourni le sérum a aussi une grande importance. Chez l'homme adulte, le sérum normal agglutine légèrement les cultures, mais son pouvoir agglutinant reste toujours inférieur à 1 pour 5. Normalement, le sérum de l'enfant, au moment de la naissance, ne contient pas d'agglutinines (1). Leur passage n'a jamais été constaté à travers le placenta dans l'espèce humaine ; le sang prélevé au niveau du cordon de nouveau-nés de mères tuberculeuses qui avaient une séro-agglutination très forte, n'a jamais présenté de pouvoir agglutinant (Romberg, Descos, Nattan-Larrier). Chez l'animal, S. Arloing constata une agglutination à un taux égal chez une vache tuberculeuse et chez le veau qu'elle venait de mettre bas.

Mais à mesure que l'enfant avance en âge, le pouvoir agglutinant apparaît et augmente sans toutefois arriver à 1 pour 3 vers la dixième année. Par conséquent, une

---

(1) DESCOS. Le séro-diagnostic de la tuberculose chez les enfants. *Thèse*, Lyon, 1902 et *Journ. de Physiol. et Pathologie génér.*, janvier 1903. — ROMBERG. *Deutsche Med. Woch.*, 1901, nos 18 et 19 et *Münch. Med. Woch.*, 1902, nº 3.

agglutination, ne fût-elle que très légère chez les très jeunes enfants et égale à 1 pour 3 chez les enfants plus âgés, aura une réelle valeur.

Valeur de la séro-réaction d'Arloing et Courmont en clinique. — MM. Arloing et Courmont ayant recherché la séro-réaction chez plus de 1 200 adultes donnèrent en 1906 les résultats suivants :

Proportion de séro-réactions positives :

1° chez les tuberculeux avérés, 80 à 90 pour 100 ;

2° chez les malades hospitalisés non tuberculeux cliniquement, 35 à 40 pour 100 ;

3° chez les sujets sains en apparence, 30 pour 100.

Tous les tuberculeux ne possèdent pas un sérum agglutinant. On a remarqué que les tuberculoses graves à marche rapide sont celles qui donnent la plus forte proportion de séro-réactions nulles ou faibles. Les phtisiques avancés, les cachectiques, les malades atteints de pneumonie caséeuse, de méningite tuberculeuse, ont un sérum qui n'agglutine pas le bacille. Le liquide des méningites, celui des pleurésies granuliques ou hémorragiques graves ou séreuses mortelles ne donnent pas d'agglutination.

Inversement, la plus forte proportion de réactions positives et le taux le plus élevé de l'agglutination se rencontre en général dans les tuberculoses bénignes, ou chez les sujets qui résistent bien à l'infection. Ainsi en est-il pour les pleurésies a frigore, les pleurésies et les péricardites sèches, les péritonites ascitiques,

les tuberculoses articulaires, ganglionnaires bénignes,
les tuberculoses fibreuses des sommets.

Dans les tuberculoses *localisées à épanchement,*
M. Paul Courmont (1) a montré que la séro-réaction
pouvait donner des résultats appréciables. Le liquide
des méningites n'agglutine pas ; mais le liquide des
pleurésies tuberculeuses (excepté dans les cas très
graves) agglutine au moins à 1 pour 5, 76 fois pour 100
d'après P. Courmont, 88 pour 100 d'après Marini (2),
87,5 pour 100 d'après Masius et Beco (3).

Il est intéressant de noter que le liquide pleural est
parfois agglutinant, alors que le sérum sanguin du
même individu ne possède pas cette propriété ; il y aurait
donc formation *locale* d'agglutinines.

Le liquide des pleurésies non tuberculeuses (infectieuses, ou passives des cardiaques) ne donne pas d'agglutination, sauf de très rares exceptions.

Un séro-diagnostic *pleural* égal ou supérieur à
1 pour 5 est un signe d'une très grande valeur en faveur
de la nature tuberculeuse de la pleurésie d'un adulte.
Chez l'enfant, on sait que le taux d'agglutination n'a
pas besoin d'être aussi élevé pour faire pencher le diagnostic vers la tuberculose.

---

(1) Paul Courmont. *Soc. de Biól.*, 28 mai 1898. Congrès de la Tub.
Paris, août 1898. *Presse méd.*, 11 juin 1898. *Arch. de méd. expér.*, 1900,
n° 6, p. 608.

(2) Marini. *La séro-reazione nella tubercolosi*, Bologne, 1904.

(3) Masius et Beco. *Bull. de l'Acad. Royale de Belgique*, 22 février 1902.

La cytologie (1) et l'inoculation au cobaye sont d'accord avec ce séro-diagnostic pleural.

Avec le liquide des ascites tuberculeuses, la séro-réaction est presque toujours positive. Elle paraît être moins constante dans les hydrocèles et les hydarthroses.

Il est conseillé de toujours rechercher, en même temps que la séro-réaction locale des épanchements, la séro-réaction générale du sérum sanguin.

Le sérum conserve-t-il son pouvoir agglutinant après la *guérison apparente* des lésions tuberculeuses ? Tous les auteurs sont d'accord pour reconnaître que, dans ce cas, l'agglutination persiste tout au moins un certain temps (des mois et des années). Elle finirait cependant par disparaître peu à peu comme le démontrent les statistiques où l'on voit que, chez le vieillard, la séro-agglutination est moins fréquente que chez l'adulte, et comme le prouvent aussi les autopsies qui font découvrir de petites cicatrices fibreuses chez des sujets qui n'avaient pas donné d'agglutination.

MM. Calmette et Guérin (2) ont remarqué, au cours de leurs expériences d'immunisation des bovidés, que le pouvoir agglutinant du sérum sur le bacille bilié augmentait d'abord, puis diminuait, de sorte qu'il

---

(1) Widal et Ravaut. *Congrès de Londres,* 1902, et Paul Courmont, *Soc. Méd. des Hôp. de Lyon,* 14 mars 1902.

(2) A. Calmette et C. Guérin. Recherches expérimentales sur la défense de l'organisme contre l'infection tuberculeuse. *Annales de l'Inst. Pasteur,* n° 9, sept. 1911.

n'existe aucun parallélisme entre ce pouvoir agglutinant
et le degré d'immunité.

Les différents auteurs qui ont étudié la séro-agglutination chez les sujets *suspects* de tuberculose arrivent
aux moyennes suivantes :

SÉRO-RÉACTIONS POSITIVES

Arloing et Courmont.	35 pour 100
Carrière.	5o —
Schrapf.	42,5 —
Sabareanu et Salomon.	59 —
Grysez et Job.	40,5 —

Ces auteurs ont constaté en outre que 60 à 70 pour
100 de ces sujets suspects qui avaient donné un séro-
diagnostic positif évoluaient vers la tuberculose confirmée. Un séro-diagnostic positif aurait donc ici une
réelle valeur. C'est ainsi que dans l'Armée (1), une
réaction positive chez les malingres et les fatigués du
début de l'entraînement pourrait rendre des services en
permettant de les surveiller ou de les éliminer tempo-
rairement.

Quant aux hommes *sains* en apparence, un tiers d'entre
eux environ présente un séro-diagnostic positif. Des
recherches intéressantes ont été faites à ce sujet par
MM. P. Courmont, Boisson et Messerer chez 102 soldats
robustes à l'époque de leur incorporation. Ils ont
obtenu :

---

(1) GRYSEZ et JOB. Le diagnostic précoce de la tuberculose dans l'armée.
Revue de Médecine, n° 9, 10 sept. 1906, p 705.

59 séro-réactions franchement négatives soit 58 pour 100 ;

24 séro-réactions très positives soit 23,5 pour 100 ;

19 séro-réactions douteuses soit 18, 6 pour 100.

Au bout de 3 ans, on avait reconnu :

3 tuberculeux parmi les 24 soldats à réaction positive ;

2 tuberculeux parmi les 19 à réaction douteuse ;

2 tuberculeux et 5 bronchites suspectes parmi les 59 à réaction négative.

La proportion de morbidité a donc été à peu près identique pour les sujets des 3 catégories ; les renseignements donnés par la séro-réaction semblent, par conséquent, sans importance chez les individus sains.

Cette fréquence du séro-diagnostic positif chez les sujets sains démontre la trop grande sensibilité de la méthode. Il est évident que cette réaction décèle aussi bien les simples infections bacillaires et les tuberculoses inactives que les lésions en évolution. N'est-il pas vraisemblable que le pouvoir agglutinant qui survit à la période d'infection et se prolonge longtemps après la guérison apparente de la tuberculose, peut se montrer aussi lorsque l'organisme est imprégné de toxines tuberculeuses, cette imprégnation pouvant avoir pour cause des bacilles de Koch existant dans l'organisme sans avoir déterminé de tubercules histologiques ? Cette hypothèse a d'ailleurs été démontrée expérimentalement. S. Arloing a donné aux humeurs d'animaux un pouvoir agglutinant élevé en leur inoculant de la tuberculine. P. Courmont a produit, chez le chat, un très fort pouvoir agglutinant du sang en l'absence de toute lésion microscopique à l'autopsie et avec conservation parfaite de la santé, par ingestion prolongée de viandes tuberculeuses.

Pour l'appréciation de la valeur de la séro-réaction chez les adultes sains, nous nous bornerons à indiquer les conclusions qu'a cru devoir tirer de son étude l'un des principaux auteurs de la méthode, M. Paul Courmont.

« Le séro-diagnostic positif à 20 ans n'indique pas une tuberculose grave, surtout s'il n'existe pas de signes cliniques ; aussi n'est-il d'aucune importance pour la réforme des hommes.

Au point de vue absolu de la tuberculisation, la réaction positive chez les gens sains indique plutôt des lésions fort légères ou en voie de guérison. Chez les adultes sains, une réaction positive ne semble avoir d'importance pratique que si elle est accompagnée de quelques autres symptômes de suspicion. »

D'autre part, une séro-réaction négative ne permet pas d'affirmer l'absence de la tuberculose ; elle n'a que la valeur d'une présomption contre le diagnostic de tuberculose.

Chez les enfants sains en apparence, un séro-diagnostic positif est une indication beaucoup plus importante que chez l'adulte en faveur d'une infection tuberculeuse à surveiller. Il en est de même pour les vieillards, non tuberculeux cliniquement, chez lesquels les vieux foyers guéris ne donnent plus, en général, d'agglutination.

Les malades hospitalisés chez lesquels la clinique n'a pas trouvé de tuberculose, donnent une proportion de séro-réaction un peu plus élevée que les sujets bien portants (de 35 à 40 pour 100). La cause en est sans doute à la grande fréquence de l'infection bacillaire qui existe chez les malades des hôpitaux, et aussi à certaines maladies qui donnent très souvent au sérum un pouvoir agglutinant sur le bacille de Koch.

En effet, au cours de la fièvre typhoïde (1), le sérum des malades acquiert la propriété d'agglutiner le bacille de Koch dans 75 pour 100 des cas d'après Arloing et Courmont. Ces auteurs ont remarqué en outre qu'il n'y avait pas de parallélisme entre le pouvoir agglutinant des sérums de typhiques sur le bacille d'Eberth et sur le bacille de Koch ; par conséquent la substance du sérum qui agglutine le bacille d'Eberth n'est pas celle qui agglutine le bacille de Koch. D'autre part, l'observation clinique et l'anatomie pathologique ont prouvé que le bacille tuberculeux pouvait être agglutiné par des typhiques absolument exempts de tuberculose.

La réaction d'Arloing et Courmont ne pourra donc pas servir à distinguer la fièvre typhoïde de la typho-bacillose, ni à dépister la tuberculose chez les typhiques.

----

(1) S. Arloing et P. Courmont. *Journ. de Physiol. et Pathol. génér.*, 1903, p. 701.

La grippe, aussi, rendrait souvent le sérum agglutinant pour le bacille tuberculeux (1).

Il semble que dans certaines infections très aiguës (éberthiennes, pneumococciques, streptococciques), le pouvoir d'agglutination perde de sa spécificité et s'étende à plusieurs microbes différents (Bezançon et Philibert); ainsi s'expliquerait la possibilité d'obtenir l'agglutination du bacille d'Eberth, même à des taux élevés, au cours des tuberculoses aiguës (2).

Dans les autres maladies, la proportion des séro-réactions positives n'est pas supérieure à la normale.

On avait pensé que l'ingestion de certaines substances telles que le gaïacol, la créosote, le cacodylate de soude, l'eucalyptol, faussaient la réaction. Il est à présent démontré que, de tous les médicaments employés à la dose thérapeutique ordinaire, le *mercure* est le seul à influencer le pouvoir agglutinant (Hawtorn).

Séro-pronostic. — Il est établi pour la fièvre typhoïde et la pneumonie que l'intensité du pouvoir agglutinant du sang est en raison inverse de la gravité de l'infection et en raison directe de la résistance du sujet. Pour la tuberculose qui présente une évolution beaucoup plus capricieuse, la question du séro-pronostic n'est pas si simple et les faits ne permettent pas d'en donner une solution aussi catégorique.

---

(1) Masius et Béco. *Loc. cit.*

(2) Krencker. *Münch. Med. Woch.*, mai 1909 et Hermann. *Acad. de Med. de Belgique,* oct. 1909.

S. Arloing et P. Courmont ont étudié les causes qui font varier le pouvoir agglutinant dans le sang des sujets rendus expérimentalement tuberculeux(1). Ces savants sont arrivés à ces conclusions que, d'une façon générale, sauf exception, le développement du pouvoir agglutinant chez un animal tuberculeux est en raison inverse de l'intensité et de la rapidité de sa tuberculisation. Il paraît dépendre surtout de la virulence de la tuberculose inoculée, de ses variations et de la réceptivité des espèces pour le virus tuberculeux.

Les auteurs de la méthode estiment que ces principes généraux peuvent être appliqués à l'homme. On comprendrait ainsi pourquoi le pouvoir agglutinant est plus élevé chez les personnes atteintes de tuberculose légère ou latente, que chez celles qui sont frappées de formes graves ou mortelles pour lesquelles l'agglutination fait souvent défaut. On observe évidemment de nombreuses exceptions : certains malades très gravement atteints présentent une séro-réaction très forte ; mais ce sont apparemment des malades résistants. Une agglutination à un taux élevé signifierait que l'organisme se défend.

La diminution du pouvoir agglutinant au cours d'une tuberculose indique en général une aggravation de la maladie. Le manque d'agglutination chez un tuberculeux avéré serait presque toujours un signe d'issue fatale à brève échéance. Car la séro-réaction négative, dans

---

(1) S. ARLOING et P. COURMONT. *Journ. de Physiol. et Pathol. génér.*, n° 1, 1900.

les cas graves, indiquerait que l'organisme ne produit pas de réaction défensive contre l'infection. Aussi, chez les tuberculeux, une séro-réaction négative aurait toujours, d'après P. Courmont, une bien plus grande valeur qu'une réation positive au point de vue du pronostic.

Le séro-pronostic des *pleurésies* tuberculeuses a été très étudié par M. Paul Courmont. La pleurésie étant une forme souvent bien circonscrite de la tuberculose, dont on peut suivre l'évolution depuis le début jusqu'à la guérison presque certaine ou jusqu'à la mort, la recherche du pouvoir agglutinant des liquides pleuraux peut donner des résultats beaucoup plus précis que celle du sérum sanguin dans les tuberculoses généralisées. C'est pourquoi la séro-réaction locale des épanchements pleurétiques aurait pour le pronostic comme pour le diagnostic, une supériorité incontestable sur la séro-réaction générale.

M. Paul Courmont a relaté en 1905 (1) 115 observations de pleurétiques qu'il a suivis pendant des années. La nature tuberculeuse de la pleurésie avait été démontrée par la cytologie et l'inoculation au cobaye poursuivies parallèlement au séro-diagnostic.

Voici les résultats de ses longues études :

33 pleurétiques à séro-réaction forte (agglutination à 1 pour 10 et au delà)..	Guéris. 79 p. 100	Morts.. 21 —
34 pleurétiques à séro-réaction faible (agglutination à 1 pour 5).	Guéris. 65 —	Morts.. 35 —
48 pleurétiques à séro-réaction nulle..	Guéris. 27 —	Morts.. 73 —

____

(1) P. Courmont. Séro-pronostic des pleurésies tuberculeuses. *Presse Médicale*, 8 nov. 1905, n° 90.

En outre, M. Courmont a vu souvent le pouvoir agglutinant d'un liquide pleurétique augmenter avec l'évolution vers la guérison et au contraire diminuer avec l'aggravation de la maladie. Il est donc tout indiqué de rechercher la séro-agglutination plusieurs fois à plusieurs jours d'intervalle. Voici, à ce sujet, les conclusions de l'auteur : « Le pronostic de la pleurésie tuberculeuse à épanchement s'améliore avec l'intensité du pouvoir agglutinant du liquide pleural et s'aggrave avec la diminution ou l'absence de cette réaction agglutinante. On peut même préciser d'après les chiffres précédents et dire : les pleurétiques dont le liquide agglutine au moins à 1 pour 5 guérissent environ 3 fois sur 4 ; les pleurétiques dont le liquide n'est pas agglutinant à 1 pour 5, ne guérissent qu'environ 1 fois sur 4. »

Inconvénients de la séro-réaction d'Arloing et Courmont. — Ils sont d'ordre pratique : la technique délicate, l'interprétation difficile et le type particulier de bacilles nécessaires à la réaction mettent le médecin dans l'obligation d'envoyer le sang ou la sérosité à un laboratoire.

Séro-agglutination et réactions à la tuberculine. — Les résultats obtenus à l'aide de ces deux méthodes ne sont pas comparables parce que celles-ci sont basées sur deux manifestations différentes des processus d'immunité. Elles donnent toutes deux des renseignements utiles ; ceux que fournissent les réactions tuberculiniques sont toutefois plus manifestement spécifiques, d'après tous les travaux parus jusqu'à ce jour.

Conclusions. — 1° La séro-réaction de S. Arloing et Paul Courmont doit être recherchée en employant une technique rigoureuse concernant les cultures, les humeurs et le manuel opératoire, un grand nombre de facteurs pouvant faire varier l'agglutinabilité des bacilles et le pouvoir agglutinant des sérums.

2° Le pouvoir agglutinant normal du sérum humain varie selon l'âge du sujet.

3° La séro-réaction est trouvée positive chez 23 à 30 pour 100 des adultes sains. Aussi n'a-t-elle de valeur que si elle est accompagnée de symptômes cliniques. Négative, elle peut constituer un signe de présomption contre le diagnostic de tuberculose. Elle n'est pas susceptible de servir à contrôler une guérison.

4° La séro-réaction locale (épanchement des séreuses) donnerait des renseignements utiles surtout en cas de pleurésie.

5° Les variations du pouvoir agglutinant au cours de la tuberculose auraient un certain intérêt pour le pronostic, une séro-réaction chez un tuberculeux avancé étant d'un très mauvais pronostic. Il en est de même pour la séro-réaction des épanchements pleuraux.

6° La réaction d'Arloing et Courmont et les réactions tuberculiniques, tout à fait différentes par les principes scientifiques sur lesquels elles s'appuient, ne peuvent être comparées. Les renseignements que donne la tuberculine restent les plus spécifiques.

7° La séro-réaction présente des inconvénients d'ordre pratique qui empêchent l'extension de son emploi.

CHAPITRE II

POUVOIR ALEXIQUE. SA MESURE

Pour déterminer le pouvoir alexique d'un sérum, il faut rechercher la quantité minima de sérum capable d'hémolyser une quantité fixe de globules en présence d'une quantité convenable de sensibilisatrice hémolytique préalablement inactivée. Ce pouvoir alexique sera d'autant plus grand que le volume de sérum nécessaire pour obtenir l'hémolyse sera plus faible.

Si on appelle V ce volume de sérum, $\frac{1}{V}$ peut représenter le pouvoir alexique ; c'est, en somme, le nombre de doses minima hémolytiques contenues dans l'unité de volume, 1 centimètre cube par exemple. Un sérum de cobaye qui permet l'hémolyse à la dose de o cc. oo5 aurait un pouvoir alexique de $\frac{1}{0,005} = 200$.

On sait que le pouvoir alexique des sérums varie suivant les espèces animales, et probablement aussi suivant certaines conditions physiologiques. Ces variations, qui s'exagèrent au cours des infections, ont incité Goussew (1) à l'utiliser à titre d'indication pronostique,

______

(1) Goussew. *Thèse,* Kazan, 1902.

notamment dans la tuberculose. Ses recherches, qui ont abouti à un résultat positif, n'ont pas été confirmées par celles de Jousset et Paraskeropoulos (1) qui pensent que ces variations n'ont aucun caractère spécifique.

MM. Breton, Massol et Minet (2) ont fait porter des recherches analogues sur une centaine de sérums de tuberculeux aux différentes périodes, en suivant les variations de ce pouvoir chez un même individu à plusieurs reprises et à quelques jours d'intervalle. Ces auteurs ont constaté qu'il n'y avait aucun rapport entre la marche de la tuberculose, le stade de l'évolution et le pouvoir alexique du sérum. Cependant le pouvoir alexique semble plus élevé chez les fébricitants que chez les apyrétiques.

Technique. — Comme technique, nous décrirons celle qu'ont employée MM. Breton, Massol et Minet :

Les sérums recueillis à une même heure de la journée, quatre heures après le petit déjeuner du matin (d'après Goussew, le pouvoir alexique subit l'influence de la digestion), proviennent d'une saignée faite au pli du coude. Etudiés dans la même journée, ils sont dilués au dixième dans l'eau salée physiologique à 8,5 pour 1 ooo. Sous le volume constant de 3 centimètres cubes, on oppose à o cc. 1 (o cc. oo3 étant la dose

---

(1) Jousset et Paraskeropoulos. *Soc. de Biol.*, 3 juillet 1909, p. 22.

(2) M. Breton, L. Massol et J. Minet. *Soc. de Biol.*, 27 nov. 1909, p. 576.

minima) d'un sérum hémolytique connu (cheval-chèvre)
des quantités progressivement croissantes de la dilution
de chaque sérum : ces quantités sont o cc. 1, o cc. 2,
o cc. 3, o cc. 4, o cc. 5, o cc. 6, o cc. 8, 1 centimètre
cube.

On ajoute alors deux gouttes d'une émulsion de
globules de mouton privés de leur sérum.

Les résultats sont lus une première fois après trente
minutes d'étuve à 37°, une deuxième fois après un
séjour de douze heures à la température du laboratoire ;
il y a, du reste, très peu d'écart entre ces deux lec-
tures.

En résumé, il ne semble pas possible, jusqu'à
présent, de se servir du pouvoir alexique du sérum
comme d'un élément de diagnostic ou de pronostic
dans la tuberculose.

CHAPITRE III

INDICE OPSONIQUE. SA MESURE

La méthode opsonique de Wright appliquée à la tuberculose consiste à mesurer comparativement l'influence qu'exercent, in vitro, sur le pouvoir d'absorption des phagocytes vis-à-vis du bacille tuberculeux, le sérum d'un individu malade et celui d'un individu sain.

La méthode est basée sur la constatation que les sérums normaux facilitent la phagocytose des microbes, et que les sérums frais spécifiques, c'est-à-dire qui proviennent d'individus immunisés contre un microbe donné, agissent spécifiquement comme excitateurs de la phagocytose envers ce même microbe (Sawtchenko (1), Neufel et Rimpau (2), Leishman (3), Dean (4).

C'est ce pouvoir des sérums d'activer la phagocytose que Wright a appelé pouvoir opsonique (ὀψωνεω, je prépare) et qu'il a proposé de mesurer au cours de la tuberculose.

----

(1) Sawtchenko. *Ann. Inst. Pasteur*, 1902.
(2) Neufel et Rimpau. *Deutsche Med. Woch.*, sept. 1904.
(3) Leishman. *Path. Soc. Trans.*, 1905, vol. 56.
(4) Dean. *Proceed. of the Royal Soc.*, vol. 76, p. 511.

Technique.

La méthode étant très délicate et passible de nombreuses causes d'erreur, on est obligé d'entrer dans quelques détails en décrivant sa technique (1). Celle-ci consiste à réaliser l'expérience de phagocytose in vitro en mettant en présence :

« 1° des leucocytes ; 2° une émulsion bacillaire ; 3° le sérum dont on veut déterminer le pouvoir opsonique. Ces trois éléments étant mélangés en parties égales, on place le mélange à l'étuve à 37° pendant un temps déterminé (quinze ou vingt minutes). On fait des préparations colorées. On compte les bacilles contenus dans un certain nombre de leucocytes et on établit la moyenne du nombre de bacilles phagocytés par leucocyte. On obtient ainsi le *pouvoir opsonique* du sérum considéré. Mais comme les conditions (concentration de la suspension de globules et de l'émulsion bacillaire) changent fatalement d'une expérience à une autre, les résultats obtenus ne sont comparables et ne prennent une valeur que si on les rapporte à un facteur constant, toujours le même dans toute la série des expériences. Ce facteur constant est représenté par un sérum normal, celui de l'observateur, par exemple. Au pouvoir opsonique de

---

(1) Pour la description de cette technique, nous avons fait de larges emprunts à l'excellent travail de M. le médecin-major A. MANAUD : « La méthode opsonique de Wright, sa technique ». *Revue d'Hygiène et de Police Sanit.*, avril 1909, n° 4, p. 302.

ce *sérum témoin* on compare le pouvoir opsonique des sérums pathologiques étudiés.

« Le chiffre représentant le pouvoir opsonique d'un de ces sérums divisé par le chiffre représentant le pouvoir opsonique du sérum témoin donne l'*indice opsonique*.

« Nous allons passer successivement en revue les opérations nécessaires pour la détermination de l'indice opsonique :

« 1° Préparation des leucocytes ;
« 2° Préparation de l'émulsion bactérienne ;
« 3° Préparation du sérum ;
« 4° Mise en contact de ces éléments ;
« 5° Etalement sur lames et coloration ;
« 6° Numération ;
« 7° Pouvoir opsonique et index opsonique. »

1° **Préparation des leucocytes.** — Les leucocytes habituellement employés sont empruntés, soit au sang humain, soit à l'exsudat péritonéal du cobaye. L'expérimentateur emploie généralement ses propres leucocytes ; il lui suffit de se piquer avec un vaccinostyle à la face dorsale d'un doigt, près de l'ongle, après avoir ligaturé le doigt à sa base. Environ vingt gouttes de sang sont recueillies dans un tube de centrifuge à fond effilé rempli de 10 centimètres cubes de la solution anti-coagulante suivante :

Eau distillée..	1 000 cent. cubes
Chlorure de sodium.	8^{gr},5
Citrate de soude..	15 grammes.

Il faut huit à dix parties de cette solution au minimum pour une partie du sang.

On fait le mélange en renversant et redressant plusieurs fois le tube dont on a obturé l'orifice avec la pulpe du pouce ; on doit éviter de secouer brusquement le tube, ce qui aurait pour effet d'altérer les leucocytes. On centrifuge, puis on lave le culot. Pour cela on prélève le liquide séparé du culot en l'aspirant dans une pipette à boule. On verse dans le tube de l'eau salée physiologique à 8,5 pour 1000 que l'on mélange au culot en renversant le tube comme précédemment, et l'on centrifuge de nouveau. Cette opération est répétée trois fois. Puis on enlève tout le liquide. La partie la plus superficielle du culot contient les globules blancs avec très peu de globules rouges. Afin de séparer cette couche superficielle de la couche profonde composée exclusivement de globules rouges, on incline le tube le plus possible. La couche superficielle des leucocytes s'étale seule contre la paroi où elle est recueillie par aspiration dans une pipette et portée dans un petit tube.

On peut encore se procurer des leucocytes en provoquant, chez le cobaye, la formation d'un exsudat péritonéal, par injection d'eau salée, de bouillon, etc. Quatre à cinq heures après, on prélève, à l'aide d'une pipette coudée, un peu de l'exsudat riche en leucocytes. On le recueille dans de l'eau salée citratée et on le traite comme il a déjà été dit pour le sang.

2° **Préparation de l'émulsion microbienne.** — On prend une jeune culture en bouillon glycériné, âgée de quatre à six semaines. Les cultures vieilles contiennent des bacilles longs qui forment des amas et qui sont phagocytés d'une façon irrégulière. La culture est stérilisée à l'autoclave à 110°. On filtre sur papier et on lave les bacilles en versant sur le papier-filtre de l'eau salée physiologique. Puis, les bacilles sont prélevés sur le filtre, minutieusement broyés au mortier et émulsionnés dans l'eau salée à 1,5 pour 100 que l'on ajoute goutte à goutte en continuant le broyage. On obtient ainsi une émulsion laiteuse que l'on rend encore plus homogène en l'agitant dans un flacon avec des perles de verre. On la centrifuge ensuite pour la débarrasser des grumeaux.

Cette émulsion homogène est diluée avec de l'eau salée à 1,5 pour 100 (c'est le taux le plus favorable) jusqu'à l'obtention d'une concentration microbienne déterminée qu'on apprécie d'après son opalescence. Cette opalescence doit être comparable à celle d'une émulsion dont la richesse en bacilles est telle que l'on obtienne une moyenne de deux à quatre bacilles phagocytés par leucocyte sous l'action opsonisante d'un sérum normal.

L'émulsion ainsi préparée est stérilisée à 115°. On peut la conserver en tubes scellés qu'on aura soin de secouer avant chaque expérience pour remettre les bacilles en suspension.

3° **Préparation des sérums à examiner.** — « On se procure le sang chez l'homme par piqûre de la face dorsale du pouce au voisinage de l'ongle, ainsi qu'il a été dit plus haut. Le sang est aspiré par capillarité dans un petit tube à extrémités effilées et dont l'une a été recourbée. Quelques gouttes suffisent. On laisse pendant deux heures le sérum se séparer du caillot, et on sectionne le tube au couteau à verre au moment de l'usage. Chez les animaux de laboratoire (lapins, cobayes), c'est par piqûre de l'oreille que l'on prélève le sang. Il est nécessaire parfois de piquer au niveau d'une des veinules que l'on voit par transparence.

Il faut que le sérum soit clair, exempt de globules. A. Fleming a montré en effet par des expériences très précises que le pouvoir opsonique est diminué dans une forte proportion quand le sérum contient des globules rouges. Pour ne citer qu'un exemple emprunté à A. Fleming, le pouvoir opsonique d'un sérum que l'on additionne par moitié de globules rouges tombe de 4,31 à 3,44.

Le sérum peut être conservé pendant une semaine à la glacière et même à la température du laboratoire sans que son pouvoir opsonique diminue sensiblement. Ce fait, établi par A. Fleming, permet d'utiliser dans une seule séance les sérums recueillis pendant plusieurs jours ».

4° **Mise en contact des leucocytes, des bacilles et du sérum.** — « Possédant les trois éléments nécessaires, leucocytes, bacilles, sérum, on les met en présence d'après la technique suivante :

On prépare un certain nombre de pipettes capillaires. Il est commode et économique d'employer pour cela des segments de tube de verre de 10 à 12 centimètres de long, c'est-à-dire la moitié de la longueur des segments de tube qui servent à fabriquer les pipettes Pasteur ordinaires. On fait avec chaque segment deux petites pipettes. On sectionne le bout du tube capillaire au couteau à verre, pour que l'extrémité en soit bien régulière, et, à deux centimètres de cette extrémité, on marque un petit index au crayon bleu. On adapte à la pipette une tétine spéciale en caoutchouc qui sert à l'aspiration. On aspire, jusqu'à ce qu'elle affleure l'index, une petite colonne de l'émulsion bactérienne. On laisse pénétrer une bulle d'air. On aspire une égale quantité d'émulsion globulaire. On laisse passer une nouvelle bulle d'air. On aspire enfin une égale quantité de sérum. On mélange le tout sur une lame de verre par des mouvements successifs de refoulement sur la lame et d'aspiration dans le tube capillaire, la pipette étant tenue verticalement pour éviter l'interposition de bulles d'air dans la colonne du liquide. On scelle à la petite flamme du bec Bunsen l'extrémité du tube contenant le mélange ».

Pour ne pas risquer d'altérer les bacilles et les leucocytes, il est indispensable d'exécuter le prélèvement des trois éléments, en pipette capillaire, dans l'ordre suivant : émulsion bacillaire, leucocytes, puis sérum.

Le tube qui contient le mélange est mis pendant 20 minutes à l'étuve à 37° (1). Puis, après un nouveau mélange sur la lame de verre par aspiration et refoulement, on fait des étalements.

---

(1) Une petite étuve spécialement construite à cet effet facilite beaucoup l'opération de chauffage (Biological incubator, chez Hearson, Londres).

5° **Étalements sur lames et coloration.** — « Les étalements demandent un soin particulier. On emploiera, suivant le conseil de Wright, des lames à surface dépolie, soit par ébullition prolongée dans la potasse, soit par frottement au papier émeri. On pratique l'étalement avec l'extrémité d'une lame dont les angles ont été abrasés au couteau à verre, et dont la tranche rodée au papier émeri est légèrement concave. La lame sur laquelle on veut faire l'étalement étant placée sur la table (et non tenue en main), on dépose au voisinage d'une de ses extrémités une goutte dont la grosseur est calculée de manière que l'étalement n'atteigne pas l'extrémité opposée de la lame. C'est, en effet, à l'extrémité de l'étalement que se trouvera le plus grand nombre des leucocytes. Cette partie de la technique exige un certain doigté que l'on ne tardera pas à acquérir par l'exercice. »

Les préparations sont fixées par l'alcool absolu, ou l'acide osmique. Le bacille tuberculeux sera coloré à froid pendant vingt minutes en mettant la préparation dans la solution de fuchsine phéniquée de Ziehl qui contiendra seulement 3 pour 100 d'acide phénique. On décolore ensuite par l'alcool acétique jusqu'à ce que la préparation n'ait plus qu'une teinte rose pâle. Après lavage à l'eau, on colore le noyau des leucocytes à l'hématoxyline de Boehmer ou au bleu Borrel.

6° **Numération.** — On passe en revue 100 leucocytes polynucléaires. On note le nombre de bacilles contenus dans chaque leucocyte, et l'on inscrit o pour chaque leucocyte qui n'a rien phagocyté.

Si l'émulsion bacillaire n'a pas été faite à une dilution convenable, la phagocytose est trop abondante ou ne l'est pas assez, ce qui devient très souvent une cause d'erreur dans la numération. Il faudra donc recommencer l'expérience en cherchant à obtenir une émulsion qui donne une moyenne de 2 à 4 bacilles phagocytés par leucocyte sous l'influence d'un sérum normal.

Dans la numération, il ne faudra pas tenir compte des amas de leucocytes. On ne devra noter que les globules blancs distincts et bien colorés.

Certains polynucléaires contiennent une grande quantité de bacilles qu'il est impossible de compter. Dans ce cas, Wright et ses élèves ont adopté le chiffre 9 ; le nombre de bacilles peut être supérieur à 9, il est tout de même noté 9.

7° Pouvoir opsonique et indice opsonique. — On établit le *pouvoir opsonique* ou *quotient phagocytaire* de chaque sérum, en divisant par 100 le nombre de microbes comptés dans 100 polynucléaires. On établit l'*indice opsonique* des différents sérums étudiés en divisant leur pouvoir opsonique par celui d'un sérum témoin qu'on utilise dans toute la série des expériences.

Soit le sérum témoin N dont le pouvoir opsonique égale par exemple :

$$\frac{200 \text{ bacilles}}{100 \text{ polynucléaires}} = 2$$

et les sérums à étudier A et B. Nous avons, par exemple :

$$\text{Pouvoir opsonique de A} = \frac{400 \text{ bacilles}}{100 \text{ polynucléaires}} = 4.$$

$$\text{Pouvoir opsonique de B} = \frac{100 \text{ bacilles}}{100 \text{ polynucléaires}} = 1.$$

Les indices opsoniques seront :

$$\text{Pour le sérum A} = \frac{\text{Pouvoir opsonique de A}}{\text{Pouvoir opsonique de N}} = \frac{4}{2} = 2,00.$$

$$\text{Pour le sérum B} = \frac{\text{Pouvoir opsonique de B}}{\text{Pouvoir opsonique de N}} = \frac{1}{2} = 0,5.$$

L'indice opsonique en clinique.

La valeur de la méthode de Wright repose sur l'hypothèse de la spécifité des opsonines d'un sérum. D'après d'assez nombreux auteurs, cette hypothèse est exacte en ce qui concerne la tuberculose, qu'il s'agisse de faits cliniques ou expérimentaux.

La recherche de l'indice opsonique a été pratiquée au cours de la tuberculose surtout pour contrôler l'effet de la tuberculinothérapie telle que l'a conçue Wright.

Ce n'est que secondairement que la méthode opsonique a été utilisée dans un but diagnostique et surtout pronostique.

L'indice opsonique des sérums *normaux* oscille pour le bacille de Koch entre 0,80 et 1,20 (Wright); il serait de 0,96 d'après Bulloch.

Dans les tuberculoses latentes et dans les formes *locales,* osseuses, articulaires, ganglionnaires, l'indice serait toujours au-dessous de la normale, sans toutefois être très bas : 0,4 à 0,8 d'après Wright et Douglas. Sur 150 cas de lupus, Bulloch note une moyenne de 0,75 ; les chiffres extrêmes qn'il rencontre sont 0,2 et 1,4, avec 75 pour 100 des cas inférieurs à 0,8.

Dans la tuberculose *pulmonaire,* l'indice présente une fixité bien moindre que dans les tuberculoses locales ; 0,3 et 1,8 sont les chiffres extrêmes trouvés par Wright ; ceux d'Urwick atteignent 2,6. Dans les formes aiguës ou subaiguës et dans les septicémies bacillaires, la mesure de l'indice opsonique donne des chiffres qui présentent un écart considérable.

Mais un indice opsonique pris isolément n'a en lui-même aucune signification. L'étude de la *courbe opsonique* a seule un intérêt, comme l'ont montré les recherches cliniques de Baldwin (1), de Bradshaw et Glynn (2), d'Imann (3), de Jousset (4), de Levaditi (5), de Bulloch (6), de Strubell (7), de Wolff et Reiter (8), de Szaboky (9).

L'indice opsonique des tuberculeux ne reste pas cantonné entre 0,80 et 1,20 comme le fait celui des sujets sains. Il dépasse ces limites. Une courbe constamment un peu plus basse que la moyenne signifierait qu'il

---

(1) Baldwin. *Proceed. of the Pathol. Soc. of Philadelphia,* 1907, p. 163.
(2) Bradshaw et Glynn. *Med. ch. Journ.,* t. XVI, p. 115.
(3) Imann. *The Practitioner,* t. XI, p. 61, London, 1906-07.
(4) Jousset, *Bull. méd.,* 15-18 mai 1907.
(5) Levaditi. *Presse méd.,* 31 août et 7 sept. 1907.
(6) Bulloch. *Trans. of the Royal med. chir. Soc.,* 1908, p. 69.
(7) Strubell.. *Münch. Med. Woch.,* n° 44, p. 2172, 1907.
(8) Wolff et Reiter. *Deutsche Med. Woch.,* 8 juillet 1909.
(9) Szaboky. *Zeitschrift f. Tub.,* Bd. XIII, h. 1.

s'agit d'une tuberculose chronique ou locale station-
naire. Une courbe élevée indiquerait un arrêt dans la
marche de la maladie ou la guérison d'une infection
tuberculeuse antérieure. Enfin une courbe qui présente
des *oscillations* serait un signe d'une très grande valeur
en faveur d'une tuberculose *en évolution* dont l'activité
se mesurerait à l'amplitude des oscillations. Un indice
opsonique constamment très bas aurait la même signification.

Ainsi, d'une façon générale, les oscillations sponta-
nées sont un signe de tuberculose pulmonaire. Dans
les tuberculoses locales, on n'obtient ces variations de
l'indice opsonique que par des procédés artificiels : si la
lésion est facilement accessible, comme la tumeur
blanche d'une articulation, un léger massage ou une
constriction de quelques minutes modifie considérable-
ment la valeur de l'indice opsonique. D'après Wright,
ces manœuvres feraient entrer dans la circulation des
poisons élaborés dans le foyer tuberculeux ; cette « auto-
inoculation » qui fait baisser sensiblement la valeur de
l'indice serait très utile au diagnostic en permettant
d'affirmer la nature tuberculeuse de la lésion.

Valeur pronostique. — L'étude de la *courbe opsonique*
est, pour beaucoup d'auteurs, le procédé de laboratoire
qui donne le plus d'indications pour le pronostic. Wright
considère sa valeur comme absolue.

Une courbe sans oscillation, un indice *stable,* quelle
qu'en soit la valeur, est d'un bon pronostic ; il indique
un arrêt dans la marche de la tuberculose, une ten-

dance à sa localisation. Un indice *variable,* alternative-
ment haut et bas, indique au contraire une évolution
des lésions ; il est par conséquent d'un pronostic défavorable.

Wright a appliqué l'étude de la courbe opsonique
au contrôle de la *tuberculinothérapie.* Toute courbe
s'abaisse (phase négative) à la suite d'une injection de
tuberculine ; elle ne s'élève au-dessus de l'unité qu'au
bout d'un certain temps bien défini (phase positive).
C'est pendant cette période qu'il est utile d'entretenir
et de fortifier par une nouvelle injection l'amélioration
acquise. L'indice sert à fixer le moment où l'injection
est utile et à se rendre compte si l'organisme peut en
tirer profit. D'après Meakin et Wheeler (1) la stabilité
de l'indice au voisinage de l'unité, en même temps
qu'elle indique un arrêt dans la marche de la maladie,
autorise une thérapeutique par la tuberculine.

L'effet de la tuberculine sur l'indice opsonique des
tuberculeux a fait l'objet de travaux intéressants (2) qui
démontrent in vivo comme in vitro (3) l'influence très
nette de la tuberculine sur *l'abaissement* du pouvoir
opsonique des sérums. M. Manaud a constaté d'autre
part que la tuberculine à 1 pour 100 mélangée en parties
égales à un sérum, avait, au bout d'une heure à l'étuve,
enlevé au sérum à la fois ses propriétés opsoniques

---

(1) MEAKIN et WHEELER. *Brit. med. Journ,,* p. 1590, nov. 1905.
(2) CLARKE. *The Lancet,* 20 juin 1907.
(3) A. MANAUD. *Soc. de Biol.,* 3 avril 1909.

et ses propriétés complémentaires. De nombreux travaux tendent d'ailleurs à assimiler les opsonines au complément.

D'après certains auteurs (1), en effet, les opsonines ne seraient pas spécifiques. La valeur de l'indice opsonique serait régie par les variations du complément ou alexine du sérum. Bien d'autres maladies que la tuberculose pourraient donner les mêmes modifications de l'indice vis-à-vis du bacille tuberculeux.

C'est ainsi que M. Milhit (2) a trouvé le pouvoir opsonique du sérum envers le bacille de Koch abaissé dans la coqueluche, la rougeole, la scarlatine, la varicelle et élevé dans la fièvre typhoïde et l'érysipèle.

Conclusions. — 1° Il semble qu'à titre de phénomène biologique l'indice opsonique ait une valeur incontestable. Des facteurs multiples, dont quelques-uns sont peut-être étrangers à la tuberculose peuvent influencer ses variations. Mais il paraît évident que, dans certaines formes de tuberculose, on puisse tirer non pas d'un indice isolé, mais d'une *courbe* opsonique, une indication pronostique.

Ainsi un indice longtemps stable, formant une courbe sans oscillations, est d'un bon pronostic. C'est un signe de grande valeur dans le contrôle d'une guérison. Au

---

(1) M. Copelli. *Boll. de Soc. Med. di Parma*, sér. II, t. II, n° 7, juillet 1909, et S. Poggenpohl. *Soc. de Biol.*, t. LXVII, 10 juillet 1909.

(2) Milhit. *Thèse*, Paris, 9 février 1909, et *Revue de la Tuberculose*, juin 1910.

contraire, une courbe à oscillations est d'un pronostic d'autant plus défavorable que les oscillations sont plus accentuées.

2° Pour le diagnostic de la tuberculose, la méthode opsonique ne semble pas donner d'indication importante.

3° La détermination de la courbe opsonique paraît utile au cours de la tuberculinothérapie. Lorsque cette courbe reste constamment plus élevée après un traitement tuberculinique qu'elle ne l'était au début ou avant celui-ci, il semble bien qu'on puisse en déduire que le traitement a été efficace.

4° La méthode de Wright présente malheureusement l'inconvénient d'être d'une technique compliquée et délicate qui nécessite un laboratoire bien outillé.

CHAPITRE IV

RÉACTIONS DE PRÉCIPITATION

La réaction de précipitation est caractérisée par la formation d'un précipité résultant de la rencontre d'un antigène avec son anticorps.

Elle fut appliquée pour la première fois au diagnostic de la tuberculose par Bonome (1). Cet auteur recueillant des extraits de bacilles tuberculeux humains ou bovins, ou bien des extraits d'organes tuberculeux, les mettait en présence de sérums d'animaux et d'hommes. Il prétendit avoir obtenu ainsi des précipités assez nets avec les sérums tuberculeux pour pouvoir, non seulement poser un diagnostic, mais même reconnaître l'origine humaine ou bovine de l'infection. Les sérums d'individus sains n'auraient jamais donné de précipités. Bertarelli (2) est arrivé au même résultat.

Mais Dammann et Stedeferer puis Zwick (3) qui ont essayé cette méthode au laboratoire et en clinique, se sont élevés contre sa valeur en soutenant qu'on n'obtient

---

(1) Bonome. *Centr. f. Bakt. Orig.*, 1907, XLIII, p. 391.
(2) Bertarelli. *Riv. di ig. e di Sani Publ.*, t. XVIII, 1907.
(3) Zwick. *Folia Serologica*, 1909, III, p. 172.

pas de précipitation quand on emploie un extrait bacillaire qui ne précipite pas spontanément.

Szaboky (1), Stoerck (2) et Porter trouvent la précipito-réaction souvent positive avec le sérum des sujets sains.

Porter (3) a recherché cette réaction avec le sérum de 381 tuberculeux dont 25 avaient subi un traitement tuberculinique, et 301 sujets non tuberculeux cliniquement. Sa technique consistait à mélanger dans un tube parties égales d'extrait bacillaire au cinquantième, et de sérum au vingtième ; l'extrait bacillaire était un filtrat sur porcelaine d'une émulsion tuberculeuse additionnée ou non de phénol. Le mélange était mis à l'étuve à 37° pendant 12 heures.

L'auteur trouva une précipito-réaction positive chez:

12 pour 100 des sujets sains ;

35 pour 100 des tuberculeux au début ;

60 pour 100 des tuberculeux chroniques ;

20 pour 100 des tuberculeux aigus ou très avancés.

Les sérums des tuberculeux qui avaient suivi un traitement tuberculinique présentaient une réaction positive.

En outre, ayant comparé entre elles les réactions de précipitation et de déviation du complément (Bordet-Gengou), Porter n'a pas trouvé de relation entre les

---

(1) Szaboky. *Zeitsch. f. Tuber.*, 1909, XIV, p. 276.

(2) Stoerck. *Wien. Klin. Wochens.*, 1909, LIX.

(3) A.-E. Porter. *Journ. of infect. diseases*, 1910, VII, p. 87.

deux phénomènes ; dans la plupart des cas où il y avait précipitation, il ne constatait pas de déviation du complément.

En France, MM. Bezançon et de Serbonnes (1) ont étudié la réaction en se servant, comme antigène, d'un filtrat obtenu en passant sur bougie une émulsion contenant 3 grammes de bacilles tuberculeux humains broyés dans 6o centimètres cubes d'eau salée physiologique, et mise pendant une demi-heure à 120°. Ils diluaient au dixième cet extrait bacillaire pour le mélanger aux sérums d'expérience. Le mélange était laissé une heure à l'étuve et douze heures à la température du laboratoire. Les auteurs sont d'avis qu'il est préférable de ne pas chauffer le sérum, les précipitines paraissant altérées par la chaleur.

Les résultats obtenus dans ces conditions ont fait penser à MM. Bezançon et de Serbonnes que la précipito-réaction n'avait aucune valeur diagnostique ; elle leur paraît dénuée de toute spécificité dans la tuberculose. Ils ont constaté un énorme précipité chez les pneumoniques.

Cependant, ces auteurs ont remarqué que, parmi les tuberculeux, ils n'obtenaient de précipitation vraiment abondante que chez les résistants et aussi à la fin des poussées aiguës. Il y aurait au contraire une diminution du pouvoir précipitant au début des rechutes.

Il serait donc permis, jusqu'à un certain point, de

____

(1) F. Bezançon et H. de Serbonnes. *Journ. de Physiol. et de Pathol. génér.*, 1909, p. 1097, et *Soc. d'études scient. sur la tub.*, janvier 1910.

considérer un précipité abondant comme un élément de
favorable augure et il « paraîtrait légitime de parler de
précipito-pronostic ».

Pour M. Milhit, la réaction est dénuée de toute
valeur dans la tuberculose. Il la trouve surtout intense
chez les typhiques et les pneumoniques dont l'autopsie
ne révèle aucune lésion tuberculeuse. D'autre part, il
constate que le pouvoir précipitant d'un sérum est
diminué pendant la digestion, à l'inverse du pouvoir
opsonique qui est augmenté (1).

MM. Vincent et Combes (2) se sont servis de la réaction de précipitation pour mettre en évidence les précipitines spécifiques dans le liquide céphalo-rachidien
des malades soupçonnés de méningite tuberculeuse. Ils
mélangent cent gouttes de liquide céphalo-rachidien
frais à une goutte de tuberculine brute ; le tube est
placé à l'étuve à 38° ou à 55° pendant douze heures. Si
la méningite est tuberculeuse, il se forme un louche
très net. Malheureusement cette réaction n'est pas spécifique : les auteurs l'ont vue positive dans des méningites d'origines diverses, dans la syphilis cérébrale
(Vincent, Straus et Teissier) et dans la fièvre typhoïde.
Toutefois une réaction négative sera en faveur d'une
méningite non tuberculeuse.

A la suite d'une communication de MM. Calmette et

---

(1) Milhit. *Revue de la Tub.*, juin 1910.
(2) Vincent et Combes. *Soc. de Biol.*, 5 juin et 18 déc. 1909.

Massol(1) sur le pouvoir précipitant vis-à-vis des diverses tuberculines du sérum de bovidé immunisé par des inoculations intraveineuses de bacilles bovins cultivés sur bile de bœuf glycérinée, André Jousset, puis Vallée et Finzi constatent également ce pouvoir précipitant des sérums d'animaux hyper-immunisés et essayent de l'utiliser comme moyen diagnostique.

Ici la méthode consiste à mélanger un sérum précipitant (et non plus de la tuberculine) à la sérosité dont on suspecte l'origine tuberculeuse.

M. Jousset(2) obtient son sérum précipitant par des inoculations lentes et progressives à divers animaux (lapins, chèvres, ânes) de bacilles humains morts, puis vivants. Le sérum de ces animaux donne un précipité volumineux après une heure d'étuve à 38° en présence des diverses tuberculines ou des cultvres filtrées de bacilles de Koch, comme l'ont montré MM. Calmette et Massol. Le précipité maximum est obtenu en faisant le mélange dans la proportion suivante : $\dfrac{\text{sérum } 4}{\text{bouillon } 1}$, ou, ce qui revient au même, $\dfrac{\text{sérum } 4o}{\text{tuberculine } 1}$, la tuberculine brute étant du bouillon de bacilles réduit au dixième. Le volume du précipité s'abaisse si l'on augmente le facteur sérum ; il se produit probablement une redissolution secondaire. D'autre part, lorsqu'on met en présence d'un sérum précipitant des quantités progres-

---

(1) A. CALMELTE et L. MASSOL. *Acad. des Sciences*, 8 nov. 1909.
(2) André JOUSSET. *Soc. de Biol.*, 18 déc. 1909.

sivement décroissantes de tuberculine, il arrive un moment où la précipitation n'existe plus. C'est la limite de sensibilité du sérum à la tuberculine. Certains de ces sérums peuvent déceler jusqu'à 1/10 000ᵉ de tuberculine brute.

Dans ses essais d'application de la méthode des sérums précipitants au diagnostic de la tuberculose chez l'homme, M. Jousset opère de la façon suivante : 8 gouttes de sérosité suspecte sont mélangées à 32 gouttes de sérum précipitant ; les résultats sont lus après une heure d'étuve à 38°. La réaction s'est montrée positive pour les 6 sérums de phtisiques cachectiques et pour les 4 liquides de pleurésies bacillaires examinés. Elle a été une seule fois positive (et 2 fois douteuse) sur 6 liquides céphalo-rachidiens de méningites tuberculeuses, et négative pour les 3 sérums de tuberculeux au début. Enfin, elle s'est montrée négative pour 6 sérums de malades non tuberculeux et 6 liquides céphalo-rachidiens de méningites non tuberculeuses. L'auteur pense que cette réaction est trop inconstante pour être envisagée comme une méthode d'avenir.

MM. Vallée et Finzi[1] ont appliqué la précipito-réaction à la recherche de la tuberculose des bovidés. Ils ont trouvé très fidèle la méthode qui consiste à mélanger 4 parties de sérum à examiner et 1 partie de bouillon filtré de culture bacillaire.

En outre, comme André Jousset en clinique humaine,

---

(1) H. VALLÉE et G. FINZI. *Soc. de Biol.*, 11 déc. 1909, 22 janvier et 12 février 1910.

ces auteurs ont fait agir un sérum précipitant sur des sérums de bovidés et de chiens tuberculeux. En mélangeant un volume de sérum d'animal tuberculeux à deux volumes de sérum de cheval hyperimmunisé par des injections intraveineuses de bacilles tuberculeux humains, ils obtenaient, après 2 heures à l'étuve à 38° et 2 heures à la température du laboratoire, la formation d'un trouble homogène qui se condensait bientôt et formait des flocons fins, blanchâtres, restant longtemps en suspension. La réaction recherchée sur 33 bovins tuberculeux et 39 bovins sains, a été d'accord dans tous les cas sans exception avec le diagnostic contrôlé soit par l'autopsie, soit par l'épreuve de la tuberculine. Elle a aussi été très nette avec le sérum de 4 chiens expérimentalement infectés de tuberculose ; 3 chiens témoins reconnus indemnes à l'autopsie n'ont donné aucune précipitation.

MM. Vallée et Finzi en concluent que, « le sérum des animaux infectés de tuberculose renferme un antigène précipitable par les anticorps du sérum de cheval hypervacciné ».

Dans leurs expériences ils ont étudié, parallèlement à la précipitation du sérum d'animal tuberculeux par le sérum de cheval hyperimmunisé, la méthode de précipitodiagnostic qui consiste à mettre en présence le sérum du tuberculeux et une dilution de tuberculine au dixième. Les deux procédés leur ont donné « des indications parallèles, également nettes. Ils se complètent mutuellement et méritent d'être utilisés de concert, disent MM. Vallée et Finzi, car l'intensité de la précipitation obtenue avec l'une ou l'autre méthode est en rapport, semble-t-il, avec l'étendue et la gravité des lésions. Dans le cas de lésions limitées et récentes, le sérum du malade ne précipite que lentement la tuberculine, mais fournit avec le sérum de cheval hyperimmunisé une réaction rapide et plus évidente que la première. Lorsque le malade offre des lésions anciennes et étendues, les réactions inverses sont enregistrées.

La réaction précipitante aurait donc, pour M. Vallée, une très grande valeur. Cet auteur et M. Guinard ont même cru pouvoir l'utiliser pour obtenir des précipités de *tuberculine sensibilisée*, analogues aux vaccins de Besredka et susceptibles de rendre des services dans le traitement de la tuberculose (1).

Malheureusement, les recherches précédentes n'ont pas été confirmées par celles que MM. Calmette et Massol (2) effectuèrent sur plusieurs centaines d'échantillons de sérums d'hommes et d'animaux tuberculeux, sur le sérum de bovidés de l'Institut Pasteur, hyperimmunisés contre le bacille bovin, et sur les sérums provenant de chevaux hyperimmunisés par M. Vallée contre le bacille d'origine humaine. Leurs expériences leur ont permis d'établir les faits suivants :

« 1° Le sérum non chauffé ou chauffé des sujets tuberculeux (homme, bovidé ou cobaye) ne fournit que très exceptionnellement un précipité en présence de

(1) H. Vallée et L. Guinard. *Acad. des Sciences*, 2 mai 1910.
(2) A. Calmette et L. Massol. *Acad. des Sciences*, 25 juillet 1910.

solutions de tuberculine ou de bouillon filtré de cultures de tuberculose bovine ou humaine. Dans l'une de nos séries d'expériences, sur 12 sérums de malades phtisiques et sur 5 sérums de bovidés saisis à l'abattoir pour tuberculose, que nous avons étudiés parallèlement en présence de tuberculine (extrait bacillaire préparé suivant technique précédemment décrite)(1), la réaction de précipitation n'a été trouvée positive qu'une seule fois : il s'agissait d'un bœuf tuberculeux en très bon état de santé apparente.

« 2° Le sérum de bovidé ou de cheval hypervacciné contre le bacille bovin ou humain, et parfois aussi le sérum des sujets tuberculeux, fournissent fréquemment un précipité très net lorsqu'on les dilue de 5 volumes d'eau distillée. Ce précipité peut être séparé par centrifugation ; 100 grammes de deux de nos sérums en ont donné respectivement 908 milligrammes et 914 milligrammes. Il est soluble dans l'eau salée physiologique. Dans les mêmes conditions, le sérum de bovidé normal donne un précipité impondérable.

« La même réaction de précipitation par l'eau distillée s'observe souvent avec les sérums de sujets atteints de diverses maladies infectieuses (fièvre typhoïde, pneumonie ; l'un de nous l'a observée à Alger, avec le Dr Gillot, dans des cas de typhus exanthématique).

« Cette réaction n'est donc pas spécifique : elle révèle apparemment la mise en liberté d'une proportion plus ou moins grande de globulines.

---

(1) *Soc. de Biologie,* 13 novembre 1909, p. 528.

« 3° Lorsqu'on ajoute au sérum de bovidé hypervacciné contre le bacille bovin des quantités variables
de tuberculines (extrait aqueux bacillaire, tuberculine
de Koch ou bouillon de culture filtré), on constate toujours la formation d'un précipité.

« La quantité de ce précipité peut être mesurée pour
chaque sérum vis-à-vis d'une même tuberculine. Deux
de nos bovidés qui ont reçu, par dose de 200 milligrammes chaque mois, un total de 1^{gr},700 et 1^{gr},900 de
bacilles bovins dans les veines, fournissent un sérum
dont 1 centimètre cube décèle après 1 heure à 37°,
0^{mgr},05 de tuberculine (extrait bacillaire). Cette même
quantité de sérum épuise 5 milligrammes de tuberculine, c'est-à-dire que si, après centrifugation du précipité, on fait agir sur lui une nouvelle quantité de tuberculine, il ne se montre plus précipitable. Ce précipité
ainsi obtenu est insoluble dans l'eau pure ou physiologique ; il se redissout dans l'eau faiblement acidulée
par HCl ou alcalinisée par la soude ; il se précipite de
nouveau lorsqu'on neutralise la soude par l'acide acétique ou l'acide carbonique. En milieu légèrement
acide, il est coagulable par chauffage à 68°.

« *Ce précipité n'est pas constitué par de la tuberculine*,
car, après plusieurs lavages et centrifugations successifs, il se montre *inactif chez les sujets tuberculeux*, soit
par injection sous-cutanée, soit par cuti ou oculo-réaction, soit même par inoculation intracérébrale aux cobayes tuberculeux.

« *Il n'est pas davantage constitué par de la tuberculine
sensibilisée*, car, *aux doses de précipité correspondant* à la

tuberculine initiale, il n'absorbe pas l'alexine et ne fournit pas la réaction de déviation de *Bordet-Gengou*.

« Par contre, le même sérum traité par la quantité de tuberculine susceptible de produire le maximum de précipité ou par des quantités moindres, et dont on a séparé le précipité par centrifugation, *contient à peu près toute la tuberculine initiale*. On obtient avec des dilutions de ce sérum, débarrassé du précipité, les mêmes réactions tuberculiniques (sous-cutanées, cuti ou oculo, toxicité intracérébrale) qu'avec les solutions de tuberculine aux mêmes titres. Donc *il ne renferme pas d'anti-tuberculine*.

« 4° Les sérums d'animaux hyperimmunisés contre la tuberculose (sérums de bovidés vaccinés contre le bacille bovin bilié, ou sérums de Vallée vaccinés par le bacille équin contre le bacille humain) fournissent aussi des précipités avec les extraits de bacilles pseudo-tuberculeux (phléole, b. acido-résistants du fumier, etc.) et avec la *malléine*. Avec cette dernière substance, les rendements sont sensiblement les mêmes que ceux fournis par la tuberculine. Les sérums précipités par la malléine ne précipitent plus par la tuberculine et inversement.

« En conséquence on doit admettre que, soit qu'il s'agisse de sérums de sujets tuberculeux, soit qu'il s'agisse de sérums d'animaux hypervaccinés contre la tuberculose bovine ou humaine, *les précipités formés dans les mélanges sérum + tuberculine ne sont constitués ni par de la tuberculine en nature, ni par de la tuberculine sensibilisée ou neutralisée, la totalité de la tuberculine mise en*

œuvre (caractérisée par cuti, oculo-réaction, ou toxicité in-
tracérébrale) restant intacte dans le liquide surnageant.

« La spécificité de cette réaction de précipitation perd
donc la valeur qu'on lui avait attribuée surtout pour
le diagnostic de la morve. »

Les recherches de R. Pierret sont aussi défavorables
à la méthode. Le mélange des urines ou des sérums de
tuberculeux au sérum précipitant frais de Vallée ou au
sérum précipitant de l'Institut Pasteur de Lille, n'a jamais fourni de précipitation entre les mains de cet auteur (1).

En présence de ces résultats, on ne peut nier l'intérêt biologique des réactions de précipitation, mais il
n'est pas possible de leur accorder une valeur diagnostique ni même pronostique pour la tuberculose.

---

(1) René PIERRET. Contribution à l'étude des urines des tuberculeux.
Thèse, Lille, 1910.

CHAPITRE V

ALBUMINO-RÉACTION
DES EXPECTORATIONS

L'albumino-réaction des expectorations, décrite par
M. le Pr Roger (1), consiste à rechercher l'albumine
dans les crachats.

Technique. — Des crachats, autant que possible sans
salive, sont recueillis dans un récipient sec (verre à
pied). Il faut que ces crachats aient été émis depuis peu
de temps, 24 heures au plus en hiver et encore moins
en été, de crainte qu'il ne se produise des putréfactions
qui dédoublent la mucine et en libèrent une certaine
quantité d'albumine.

Tout crachat contenant du sang doit être rejeté.

Les crachats sont additionnés d'une quantité d'eau
à peu près égale à leur propre volume et triturés soigneusement pendant plusieurs minutes avec une ba-
guette de verre. Puis on y ajoute quelques gouttes d'acide
acétique pour coaguler le mucus, on triture encore un

---

(1) H. Roger et Lévy-Valensi. *Soc. Méd. des Hôp. de Paris,* 23 juillet
1909.

peu et l'on filtre sur papier à filtrer ordinaire ou sur papier Chardin. Pour être certain que toute la mucine a été coagulée avant la filtration, on verse dans le filtrat une goutte d'acide acétique : le filtrat doit rester clair.

C'est dans ce filtrat débarrassé de la mucine qu'on recherche l'albumine par l'emploi de la chaleur. Mais on doit se rappeler auparavant que l'albumine n'est pas précipitable par la chaleur dans un milieu très acide. Or, l'acide acétique dont on s'est servi a rendu le filtrat par trop acide ; il faut le neutraliser par quelques gouttes de lessive de soude, sous le contrôle d'un papier de tournesol (1). Puis on recherche l'albumine par la chaleur après avoir ajouté au filtrat un ou deux cristaux de sel marin, sans lequel l'albumine, dans un milieu à peu près dépourvu d'électrolytes, ne coagulerait pas.

Valeur séméiologique. — De date récente, l'albumino-réaction n'a pu encore être utilisée sur une très vaste échelle. Toutefois, la plupart des auteurs lui attribuent une grande valeur pour le diagnostic de la tuberculose pulmonaire.

Bien entendu, la présence de l'albumine dans les crachats ne veut pas dire forcément qu'il s'agit d'une tuberculose. On trouve aussi de l'albumine dans les infections aiguës du poumon, la pneumonie, la bronchopneumonie, la congestion pulmonaire aiguë, les

---

(1) *Bull. Soc. d'études sc. sur la Tub.*, n° 2, mai 1911.

congestions passives liées aux cardiopathies et les œdèmes des brightiques.

Mais quand ces diverses causes peuvent être éliminées et que les crachats tuberculeux contiennent de l'albumine *à plusieurs examens pratiqués à quelques jours d'intervalle,* il y a de grandes chances pour qu'on soit en présence d'un individu atteint de tuberculose pulmonaire *en activité.*

En effet, on ne trouve pas d'albumine dans la bronchite simple aiguë ou chronique ni dans l'emphysème. Tel est le résultat des quatorze à quinze cents observations publiées jusqu'en juillet 1911, sauf quelques très rares exceptions. Il semble acquis que dans tout crachat bacillifère d'origine pulmonaire (et non pas d'origine rhinopharyngée ou laryngée) il y ait de l'albumine, sauf dans les cas de tuberculose *miliaire* où les granulations, encloses dans le parenchyme pulmonaire, ne peuvent provoquer d'exsudat albumineux dans les bronches.

Mais ce n'est pas là que réside l'intérêt de l'albumino-réaction. Elle est utile lorsque les crachats ne contiennent pas de bacilles, dans les cas d'un diagnostic délicat, ou bien quand il s'agit de savoir si le foyer tuberculeux est en activité.

M. le médecin-major Lévy a étudié ainsi les expectorations de 62 jeunes soldats *suspects* de tuberculose : il les divisa en groupes pour lesquels, à mesure que la tuberculose devenait plus probable, il trouva l'albumino-réaction positive dans 51 pour 100 à 80 pour 100 des cas.

Nous avons nous-même recherché l'albumine dans
65 cas : nous en avons toujours rencontré dans les crachats qui contenaient le bacille de Koch (31 fois).
D'autre part, sur 34 crachats où la recherche du bacille
était demeurée négative, l'albumine fut trouvée 17 fois,
soit dans 50 pour 100 des cas. Ces dernières expectorations provenaient toutes d'individus *suspects* de tuberculose.

Les observations de MM. Roger (1), Dieudonné (2),
Geeraerd (3), Ferreira (4), Smolizanski (5), Guinard,
font penser que l'albumino-réaction est une excellente
méthode pour suivre l'évolution de la tuberculose
pulmonaire : l'albumine disparaîtrait des crachats en cas
de guérison ou d'inactivité des foyers, et réapparaîtrait
d'une façon passagère ou durable en cas de rechute. Elle
réapparaît momentanément chez les individus qui
réagissent à une injection sous-cutanée de tuberculine.

Il semble donc acquis que la présence de l'albumine
dans les crachats dénote l'existence des lésions folliculaires caractéristiques de la tuberculose pulmonaire en
évolution. A l'encontre des réactions tuberculiniques,

---

(1) H. Roger et Lévy-Valensi. L'albumino-réaction dans la tuberculose
pulmonaire. *Presse Médicale*, 20 avril 1910 et 20 mai 1911.

(2) Dieudonné. *Soc. de Méd. de Leysin*, in *Rev. Méd. de la Suisse Romande*,
avril 1910.

(3) Geeraerd. *Tuberculosis*, 1910, p. 372.

(4) C. Ferreira. *Presse Médicale*, 19 avril 1911.

(5) Smolizanski. L'albumine dans les crachats des tuberculeux. *Thèse*,
Paris, 1911.

l'albumino-réaction ne décèlerait pas la simple infection bacillaire (infection occulte).

La *quantité* d'albumine serait presque toujours proportionnelle à l'étendue et à la profondeur des lésions. Chez les malades à ramollissement considérable, on trouve souvent 1 décigramme d'albumine et même davantage pour 100 ; dans les tuberculoses au début ou peu graves, l'albumine existe à l'état de traces. Il se produit de grandes augmentations passagères d'albumine au moment des poussées congestives ou de tout autre incident.

Cette analyse quantitative se fait par dosage pondéral qui est long et compliqué mais qui a une valeur réelle, ou par dosage volumétrique beaucoup plus rapide mais moins sûr, au moyen du tube et du réactif d'Esbach.

D'après d'assez nombreuses analyses *qualitatives,* la variété d'albumine qui prédomine dans l'expectoration a une grande importance pour le *pronostic* (1) : la prédominance de la *sérine* se rencontre dans les cas à évolution rapide, tandis que la *globuline* en excès s'observe dans les cas favorables qui ont tendance à la guérison.

La valeur de l'albumino-réaction a été mise en doute par quelques auteurs : Wanner, Prorök, F. Bezançon (2)

---

(1) Mlle Wourmann. La recherche de l'albumine dans les expectorations. *Thèse*, Paris, 1909, et Smolizanski. *Loc. cit.*

(2) F. Bezançon. *Bull. Soc. d'études scient. sur la Tub.*, n° 2, mai 1911.

ont constaté des albumino-réactions positives dans quelques cas de bronchites chroniques non tuberculeuses cliniquement. D'autre part M. F. Bezançon a trouvé deux fois l'albumino-réaction négative chez deux malades qui présentaient des bacilles dans leurs crachats.

M. le médecin-major Remlinger (1) pense que la réaction n'est guère utilisable parce que la salive renferme toujours de l'albumine et que les crachats, qui sont toujours plus ou moins mélangés à de la salive, en contiennent forcément.

A ce propos, nous-même avons recherché l'albumine dans la salive de plusieurs personnes saines en opérant de la même façon que pour les crachats (précipitation de la mucine, filtration et neutralisation). Nous n'avons jamais pu déceler d'albumine par le procédé de M. Roger (chaleur et sel marin). C'est le point important.

L'acide azotique nous a donné un disque opaque d'une minceur extrême apparaissant au bout de quelques secondes et dénotant des traces d'albumine d'autant plus négligeables que l'albumino-réaction ne doit pas être recherchée par ce procédé trop sensible.

Il est donc permis de penser qu'il faudrait que le crachat soit mélangé à une grande proportion de salive pour que le résultat de la réaction puisse être faussé, comme le fait se produit chez les malades atteints de stomatite. M. Roger a d'ailleurs conseillé de rejeter les

____

.(1) REMLINGER. *Soc. de Biol.*, 12 mars 1911.

expectorations qui baignent dans une trop grande quantité de salive.

Conclusions. — 1° L'albumino-réaction des expectorations, d'une technique très simple mais qui demande une grande précision, est positive dans la tuberculose pulmonaire et dans certaines autres affections.

2° Lorsqu'elle est positive plusieurs fois à plusieurs jours d'intervalle chez un individu suspect à l'examen clinique, elle doit faire penser à l'existence d'un processus tuberculeux pulmonaire *en évolution*. Une simple infection bacillaire occulte ne provoque pas d'exsudation albumineuse.

3° L'analyse quantitative de l'albumine permettrait d'évaluer l'importance des lésions, et son analyse qualitative (sérine, globuline) aurait une certaine valeur pour le pronostic.

4° L'albumino-réaction, assez sensible pour déceler, peut-être avant la clinique, les lésions actives à leur début, pas assez pour indiquer l'existence d'une infection bacillaire occulte, paraît pouvoir rendre de réels services dans le diagnostic précoce de la tuberculose pulmonaire. Mais elle nécessite la présence de crachats bronchiques dont l'obtention est parfois très malaisée chez les tuberculeux au début et impossible chez les jeunes enfants.

CHAPITRE VI

URO-RÉACTION DE MALMÉJAC

M. F. Malméjac a signalé, chez les tuberculeux, une persistance de l'acidité urinaire qui serait constatable avant que la clinique ne puisse être affirmative et deviendrait, par suite, un véritable diagnostic précoce de la tuberculose (1).

D'après M. Malméjac qui a été assez aimable pour nous initier lui-même à sa méthode, lorsqu'on prélève, dans des bouteilles stériles, des urines de tuberculeux qui ne prennent pas de médicaments, et qu'on les conserve au contact de l'air et à l'abri des poussières en recouvrant l'orifice des bouteilles d'un capuchon de papier, ces urines gardent, pendant un temps variable de 12 jours à 3 mois et plus, leur réaction acide.

Les urines d'individus sains, recueillies et conservées dans des conditions rigoureusement semblables, ne gardent généralement leur acidité que 3 à 10 jours.

De plus, si l'on représente graphiquement les acidités journalières successives des urines de tuberculeux et d'individus sains, on remarque, d'après M. Mal-

---

(1) F. MALMÉJAC. L'uro-réaction, diagnostic précoce de la tuberculose. *Presse médicale,* n° 76, 22 sept. 1909.

méjac, que les premières conservent longtemps l'acidité qu'elles avaient à l'émission et donnent, par suite, un *long plateau de début*. Ce phénomène ne s'observe pas pour les urines des individus non tuberculeux : ici, le plateau n'existe pas, la courbe d'acidité tombant dès le deuxième jour.

La persistance de cette acidité d'émission des urines de tuberculeux augmenterait avec l'évolution de la maladie ; c'est ainsi que, d'après l'auteur, le plateau de début est en moyenne de :

17 jours au premier degré ;

26 jours au deuxième degré ;

40 jours au troisième degré.

Le taux de l'acidité des urines de tuberculeux varierait dans le même sens ; M. Malméjac a constaté une hypo-acidité aux deux premières périodes de la tuberculose, et une hyperacidité très marquée à la troisième ; il en donne les chiffres moyens suivants calculés en acide sulfurique par litre, l'acidité de l'urine d'un homme sain s'élevant en moyenne à $1^{gr},35$ par litre :

$0^{gr},6756$ à la première période ;

$0^{gr},9910$ à la deuxième période ;

$2^{gr},2870$ à la troisième période.

Il n'y aurait pas de relation nécessaire entre l'intensité de l'acidité et sa persistance.

Tels sont les résultats auxquels M. Malméjac est arrivé en opérant sur des urines de tuberculeux parfaitement étudiés et suivis au dispensaire Émile Roux annexé à l'Institut Pasteur de Lille. Il a constaté en outre que dans le diabète et la fièvre typhoïde la persistance de l'acidité urinaire était de 9 jours en moyenne et qu'elle était de 5 jours en moyenne pour les autres maladies. Ces chiffres ne peuvent être confondus avec ceux de la tuberculose pour laquelle 97 fois sur 100 M. Malméjac a vu l'acidité urinaire présenter la durée et la forme spéciale qu'il a indiquées.

Technique. — Voici la méthode suivie par M. Malméjac pour le dosage de l'acidité urinaire :

On mesure, à l'aide d'une pipette à deux traits, 10 centimètres cubes d'urine recueillie et conservée de la façon indiquée plus haut ; on les verse dans un verre à fond plat, on y ajoute, pour atténuer la coloration, 50 centimètres cubes d'eau distillée rigoureusement neutre, puis 4 ou 5 gouttes de solution à 1 pour 100 de phénol-phtaléine. On titre très exactement à l'aide de la solution déci-normale de soude (1 centimètre cube de cette solution correspond à 0^{gr},0049 d'acide sulfurique) et on exprime les résultats en acide sulfurique par litre.

Pour cette opération, on laisse couler, à l'aide de la burette de Mohr, la solution déci-normale de soude jusqu'à ce qu'on obtienne dans l'urine additionnée de phénol-phtaléine une coloration « rose-saumon », indice de la réaction neutre. Le nombre de centimètres cubes versés multiplié par 0,0049 $\times$ 100 donne l'acidité en acide sulfurique par litre d'urine.

Les résultats de cette uro-réaction, très intéressants à première vue, n'ont malheureusement pas été confirmés par les recherches ultérieures.

M. Châtelain (1) pense que la persistance de l'acidité urinaire du tuberculeux est un peu plus longue que celle de l'individu normal, mais que cette différence n'est pas suffisante pour présenter une valeur pratique. Il a constaté en effet une persistance de l'acidité de *15* jours en moyenne pour les tuberculeux du premier degré (d'après 24 urines) et de *12* jours en moyenne pour les non tuberculeux. Il a vu des urines de personnes saines rester acides pendant 40 jours. Sur 48 cas de tuberculose évolutive, la persistance de l'acidité urinaire lui a donné une moyenne de *10* jours. D'autre part, pour les urines de tuberculeux, le taux de l'acidité totale des 24 heures était un peu inférieur à la normale.

L'uro-réaction a été essayée sans plus de succès au Sanatorium King Edward VII à Midhurst (Sussex) (2) sur 15 urines de tuberculeux pulmonaires des premier, deuxième et troisième degrés, et 4 urines d'hommes sains ; la durée moyenne de l'acidité a été de 32 jours pour les tuberculeux et de 32 jours et demi pour les 4 témoins.

Recherches personnelles. — Nous avons recherché l'uro-réaction sur *100* urines dont 60 urines de tuberculeux pulmonaires aux différentes périodes, 20 urines de sujets suspects de tuberculose, et 20 urines d'hommes sains, non tuberculeux cliniquement et qui, un an après l'épreuve, étaient encore en parfaite santé.

---

(1) CHATELAIN. L'acidité urinaire chez les tuberculeux. *Thèse*, Nancy, 1910.

(2) *Quatrième rapport annuel*, 1909-1910, p. 98.

Nous avons pris les urines de tuberculeux à la même source que M. Malméjac, au Dispensaire Émile Roux, à Lille.

Nous avons suivi exactement la technique indiquée par l'auteur de la méthode.

Nos résultats sont très différents de ceux de M. Malméjac ; les voici :

1° La persistance de l'acidité a été de *20 jours* en moyenne pour les 60 urines de *tuberculeux* ;

2° De *16 jours et demi* en moyenne pour les 20 urines de *suspects* ;

3° De *16 jours* en moyenne pour les 20 urines de sujets *sains non tuberculeux*.

·Cette différence de quelques jours dans la persistance de l'acidité des urines de tuberculeux et des urines d'hommes sains est évidemment trop faible pour être prise en considération.

En outre, les tracés graphiques journaliers des acidités urinaires des tuberculeux ne nous ont donné que rarement les longs plateaux de début indiqués par M. Malméjac comme signe caractéristique de la tuberculose. Parmi nos 60 urines de tuberculeux, 8 seulement nous ont donné des plateaux de début pendant 9, 8, 20, 13, 15, 6, 8 et 22 jours.

Nous avons rencontré d'ailleurs, pour nos 20 urines de sujets non tuberculeux, 5 plateaux tout à fait semblables aux précédents de 9, 5, 21, 7 et 10 jours.

Le taux de l'acidité nous a paru ordinairement un peu au-dessous de la normale chez les sujets suspects et chez les tuberculeux à la première période, mais cette hypo-acidité légère ne nous a pas semblé assez constante pour pouvoir aider au diagnostic.

Il est facile de se rendre compte que l'uro-réaction a pour principe la résistance plus ou moins grande des urines à la putréfaction. On sait en effet que l'urine, abandonnée à l'air, perd toujours son acidité après un temps variable ; l'urée de l'urine se transforme en carbonate d'ammoniaque sous l'action de germes (micrococcus ureæ, bacterium ureæ, etc.) qui pullulent dans l'air et qui tombent dans l'urine. Ceux-ci sécrètent une diastase précipitable par l'alcool, diastase qui dédouble l'urée et rend l'urine alcaline. Pasteur a démontré que l'urine, recueillie et conservée aseptiquement à l'abri des germes de l'atmosphère, conservait indéfiniment la même acidité.

Nous avons recherché expérimentalement s'il existait une différence entre les urines de tuberculeux et les urines de non tuberculeux au point de vue de leur *résistance à la putréfaction*.

Après avoir filtré par aspiration à travers des bougies stériles 6 urines de tuberculeux du deuxième degré et 6 urines d'hommes sains, nous avons réparti aseptiquement 10 centimètres cubes de chaque urine dans des tubes stériles. Chaque tube a été ensemencé avec une goutte d'une culture en bouillon extrêmement diluée et bien homogène de micrococcus. 2 jours, 4 jours, 6 jours et 10 jours après, nous avons mélangé à de la gélatine coulée dans des boîtes de Pétri un centième de centimètre cube de chaque tube d'urine ensemencée de micrococcus. Chaque jour, nous avons compté les colonies microbiennes poussées dans les plaques de gélatine. En même temps, nous dosions l'acidité des urines ensemencées de micrococcus.

Nous avons constaté, au bout de six jours, que le micrococcus ureæ 1° avait poussé en grande quantité (plusieurs centaines de colonies) dans 2 urines de tuberculeux et dans 3 urines d'hommes sains ; — 2° en petite quantité (une trentaine de colonies) dans 2 urines de tuberculeux et dans deux urines d'hommes sains ; — 3° n'avait pas poussé (deux ou trois colonies par plaque) dans 2 urines de tuberculeux et dans 1 urine d'homme sain.

D'autre part, l'acidité des urines ensemencées avec le micrococcus diminuait proportionnellement au nombre de colonies poussées sur la gélatine.

Il semble donc que certaines urines de tuberculeux sont plus résistantes que certaines urines de non tuberculeux au micrococcus ureæ et, par conséquent, à la putréfaction. Mais ce caractère qui n'est pas général et qu'on rencontre fréquemment dans les urines d'hommes sains n'est pas utilisable.

En résumé, d'après les recherches qui ont suivi les travaux de M. Malméjac, la différence qui existe entre la persistance de l'acidité de l'urine des tuberculeux et celle de l'acidité de l'urine des non tuberculeux n'est ni assez marquée ni assez générale pour fournir des données de quelque précision dans le diagnostic de la tuberculose.

CHAPITRE VII

RÉACTION D'ACTIVATION DU VENIN DE COBRA.
RÉACTIONS A L'IODURE DE POTASSIUM ET AU SÉRUM PHYSIOLOGIQUE.

I. — Activation du venin de Cobra.

MM. Flexner et Noguchi (1) et M. Calmette (2) avaient constaté que le venin de divers serpents qui hémolyse fortement les globules rouges de certaines espèces animales en présence de leur sérum respectif, n'hémolyse plus ces globules rouges quand on les a préalablement débarrassés de leur sérum par plusieurs lavages à l'eau salée physiologique ; il en résultait que ces sérums contenaient une substance nécessaire à l'hémolyse.

M. Calmette, étudiant la résistance de cette substance activante de certains sérums à la chaleur, vit qu'elle n'était pas détruite par une température de 58°

---

(1) S. Flexner et H. Noguchi. *Journ. of Exp. Med.*, 1902, VI, 3, p. 227.

(2) A. Calmette. *C. R. Acad. des Sciences*, 16 juin 1902, p. 1446.

comme l'est le complément ; ce n'était donc pas une
substance albuminoïde.

C'est alors que M. P. Kyes (1), traitant les sérums
par l'alcool, démontra que la substance activante était
un lipoïde.

Les travaux ultérieurs de P. Kyes et Hans Sachs (2)
et ceux de Noguchi (3) ont établi que seuls les sérums
qui renferment de la lécithine ou des acides gras ou
des savons sont capables d'*activer* le venin, c'est-à-dire
de le rendre *hémolytique* ; mais l'action activante des
acides gras et des savons est empêchée par l'addition
d'une dose convenable de chlorure de calcium au sérum,
tandis que celle de la lécithine ne l'est pas.

En 1908, MM. Calmette, Massol et Breton utilisérent
en clinique cette réaction d'activation du venin de cobra dans le but de déceler quels étaient les sérums ou
sérosités contenant de la lécithine ou un lipoïde analogue.

Technique. — La réaction d'activation peut s'observer
et se mesurer de la façon suivante (4) :

Dans une série de tubes à essai A, B, C, ..., on met
en présence o cc. 1, o cc. 2, o cc. 3, ... du sérum à étudier, préalablement privé d'alexine par 1 heure de
chauffage à 58°. On ajoute à chaque tube o cc. 5 d'une

(1) P. Kyes. *Berl. Klin. Woch.*, 1902, nos 38 et 39.
(2) P. Kyes et Hans Sachs. *Berl. Klin. Woch.*, 1903, nos 2, 4, 42, 43.
(3) H. Noguchi. *Rockefeller Institute*, vol. VII, 1907, p. 436.
(4) A. Calmette, L. Massol et C. Guérin. *C. R. Acad. des Sciences*,
25 mai 1908.

émulsion à 5 pour 100 d'hématies de cheval, de bœuf ou de lapin, privées de sérum par trois lavages à l'eau salée à 8 pour 1 000 et trois centrifugations successives.

Le tube A sert de témoin et ne reçoit pas de venin. Dans tous les autres tubes B, C, ..., on introduit avec une pipette graduée une dose uniforme de venin de cobra (0 cc. 5 d'une solution à 1 pour 5 000, soit 1 dixième de milligramme).

On note le moment auquel l'hémolyse apparaît. Elle ne se produit pas dans le tube A et se montre d'autant plus rapidement dans les autres que la richesse du sérum en lécithine est grande.

En comparant l'activation produite par un sérum avec celle qui résulte du remplacement de ce sérum par 0 cc. 1, 0 cc. 2, 0 cc. 3, ... d'une solution de lécithine à 1 pour 10 000 (solution préparée en dissolvant 1 gramme de lécithine d'œuf dans 100 centimètres cubes d'alcool méthylique pur et en mélangeant 1 centimètre cube de ce liquide à 99 centimètres cubes d'eau salée physiologique) on peut titrer approximativement la richesse en lécithine du sérum expérimenté.

MM. Calmette, Massol et Breton (1) ont contaté que les sérums d'hommes ou d'animaux *tuberculeux* (non cachectiques) renfermaient une proportion importante de lécithine tandis que les sérums d'homme, de bœuf et de porc sains n'en renfermaient pas. Ils ont reconnu en outre que certaines espèces animales avaient un sé-

---

(1) A. Calmette, L. Massol et M. Breton. *Soc. de Biol.*, 19 déc. 1908, t. LXV, p. 648.

rum constamment lécithifère ; ce sont, dans l'ordre de richesse moyenne décroissante : le cheval, le chien, le rat, la chèvre, le mouton et le lapin.

Pour 77 sérums d'hommes tuberculeux, la réaction d'activation s'est montrée positive dans les proportions suivantes :

tuberculeux au premier degré, 76 pour 100 ;

tuberculeux au deuxième degré, 57 pour 100 ;

tuberculeux au troisième degré, 70 pour 100.

Les auteurs ont fait en même temps, à titre de comparaison, la recherche des anticorps dans les mêmes sérums par la réaction de Bordet-Gengou. Des anticorps ont été trouvés dans

40 pour 100 des cas au premier degré

88 pour 100 des cas au deuxième degré.

96 pour 100 des cas au troisième degré.

Ainsi, la réaction d'activation est beaucoup plus fréquente au début de la tuberculose que la réaction qui révèle la présence des anticorps ; elle est, par conséquent, *plus précoce* que cette dernière.

Chez 26 sujets non tuberculeux cliniquement la réaction d'activation fut positive 8 fois (soit 30,7 pour 100) et la réaction de Bordet-Gengou 2 fois seulement.

D'ailleurs, ces deux réactions ne semblent avoir entre elles aucune corrélation, la réaction d'activation étant très souvent positive alors que la recherche des anticorps est négative et vice versa.

Le lait de 24 femmes choisies au hasard dans une consultation de nourrissons fut également soumis à la réaction d'activation du venin par MM. Calmette, Mas-

sol et Breton. Chaque échantillon de lait (environ 10 centimètres cubes) était coagulé par la présure. Le petit-
lait décanté et préalablement chauffé à 58° pendant une
demi-heure servait aux expériences. 1 centimètre cube
de petit-lait était mis en contact avec o mmgr. 1 de venin
et 1 centimètre cube d'émulsion de globules de cheval à
5 pour 100 centrifugés et lavés. Les résultats étaient
notés après 2 et 24 heures à la température du laboratoire.

De ces 24 laits, 12 se montrèrent activants pour le
venin, et 12 inactifs.

Les 24 femmes furent éprouvées par la cuti-réaction
à la tuberculine. Sur les 12 dont le lait était activant,
9 fournirent une réaction tuberculinique positive et 3
une réaction négative. Sur les 12 dont le lait n'activait
pas le venin, une seule présenta une cuti-réaction positive.

Une expérience identique pratiquée sur le lait de
8 vaches bien portantes qui n'avaient pas réagi à la
tuberculine montra une seule réaction d'activation
positive.

Il résulte d'autres recherches de MM. Calmette,
Massol et Breton, que les bacilles tuberculeux possèdent
une affinité particulière pour la lécithine (1). En effet,
la lécithine des sérums activants peut être déviée ou
fixée soit par les bacilles tuberculeux ajoutés en quantité suffisante, soit par les solutions de tuberculine
préparées à froid, de telle sorte que, lorsque ces

---

(1) Calmette, Massol et Breton. *C. R. Acad. des Sciences*, 30 mars
1908.

sérums ont été mis pendant un temps convenable en
présence des bacilles ou de la tuberculine, ils perdent
la propriété d'activer le venin (5 milligrammes de
bacilles pesés à l'état sec peuvent fixer o gr. ooo1 de
lécithine, soit 2 pour 100 de leur poids).

Il est à remarquer que les sérums de tuberculeux ne
sont pas les seuls à renfermer de la lécithine. Les sérums
des syphilitiques nouveau-nés ou adultes en renferment
également, mais sous un état différent car les bacilles
tuberculeux ne peuvent la fixer : ces sérums activent
pourtant le venin de cobra comme le sérum des tuberculeux.

Les mêmes auteurs et C. Guérin ont étudié la réaction
d'activation du venin au cours de la tuberculose *expérimentale* ou de la tuberculination des bovidés (1). Ils
sont arrivés aux conclusions que voici : « L'infection
tuberculeuse expérimentale réalisée par voie veineuse,
provoque une décharge de lécithine dans le sérum
chaque fois que la température de l'animal s'abaisse ;
cette lécithine disparaît pendant les périodes fébriles.
L'injection intraveineuse de tuberculine chez un bovidé
sain, répétée deux fois à 5 jours d'intervalle, produit
le même résultat. Après la seconde injection, l'animal
réagit comme s'il était tuberculeux ; son sérum devient
fortement activant pendant une huitaine de jours, puis
tout rentre dans l'ordre. »

---

(1) A. CALMETTE, L. MASSOL et C. GUÉRIN. *Loc. cit.*

Bauer et Lehndorff (1), reprenant les recherches de Calmette, ont trouvé la réaction positive chez 47,3 pour 100 des tuberculeux, mais ils l'ont cherchée aussi bien chez les fébricitants et les cachectiques que chez les suspects. Elle s'est montrée positive dans 50 pour 100 des cas de syphilis.

Neubauer et Peiffert (2) ont confirmé la valeur de cette réaction chez le bœuf rendu tuberculeux expérimentalement.

Neisser a constaté également dans le sérum de cobaye que l'augmentation de la lécithine coïncidait toujours avec la présence de lésions tuberculeuses.

D'autres travaux tout récents publiés en Italie et en Allemagne se montrent moins favorables à la méthode d'activation du venin :

Fornario (3) constate que le sérum sanguin des ictériques active très fortement le venin de cobra.

Chez les parturiantes, il voit, comme l'avait constaté M. Calmette, que le sérum du fœtus n'active pas le venin ; au contraire, le sérum de la mère et le liquide amniotique donnent une réaction complète en 15 à 30 minutes.

S. Pekanovich (4) recherchant la réaction d'activation sur le sérum de 100 malades, la trouve positive chez

---

(1) Bauer et Heinrich Lehndorff. *Soc. Méd. de Berlin*, 1909.

(2) Neubauer et Peiffert. *Zeitschrift f. Fleisch. und Milch. hygiène*, mars 1909, p. 193.

(3) Fornario. *Giornale della R. Academia de Med. di Torino*, 1910, n. 5-7.

(4) St. Pekanovich. *Deutsche Mediz. Wochensc.*, XXXVI, 144, 1910.

87 pour 100 des tuberculeux et chez 27,8 pour 100 des non tuberculeux. Cependant elle était négative chez 8 tuberculeux au début.

Von Szaboky compare cette réaction à celle de Bordet-Gengou dans 22 cas ; 13 fois, la réaction d'activation du venin lui paraît avoir plus de valeur.

Pour T. Pontano (1) les sérums de tuberculeux n'activent pas le venin dans une plus grande proportion que les sérums des autres malades. En outre, cet auteur a comparé chez 113 sujets, la méthode d'activation du venin de cobra à la cuti et à l'ophtalmo-réactions. Tandis que chez 33 tuberculeux avérés les réactions tuberculiniques lui donnent 30 résultats positifs, l'activation du venin ne se manifeste que 14 fois. D'autre part, chez 56 sujets non tuberculeux, il n'obtient aucune réaction tuberculinique positive, et 29 fois le venin est activé. La fièvre n'aurait pas d'influence appréciable.

J. Nowaczynzki (2) se sert de la méthode d'activation du venin dans 60 cas et l'étudie expérimentalement. Il conclut que les substances activantes du venin de cobra sont trouvées aussi souvent au cours des maladies infectieuses et, surtout, des néphrites, qu'au cours de la tuberculose, et cela chez des sujets qui sont certainement indemnes de cette affection. Cet auteur constate, en outre, que les sérums de syphilitiques qui présentent une réaction de Wassermann positive ne sont pas activants pour le venin. D'autre part, il ne retrouve pas

---

(1) Tommasso Pontano. *Policlinico*, vol. XVIII, m. 1911.
(2) Johann Nowaczynski. *Zeitsch. f. Tub.*, Band XVIII, h. 1, 1911.

dans les exsudats pathologiques la lécithine qu'il rencontre dans le sérum sanguin. Enfin la lécithine qu'il
injecte dans l'organisme se laisse démasquer par l'activation du venin.

Conclusions. — Il semble résulter de ces différentes
recherches que la réaction d'activation du venin de cobra
est une réaction *biologique* intéressante à étudier au
cours des maladies infectieuses et notamment de la tuberculose. Elle ne peut pas être considérée comme rigoureusement spécifique, mais, jointe à d'autres méthodes
de diagnostic, elle peut donner des indications précieuses
dans la tuberculose, particulièrement à son début.

Elle indique simplement une décharge de lécithine
ou d'autres lipoïdes analogues dans la circulation, et
l'on sait aujourd'hui que, dans l'infection tuberculeuse
où cette décharge est manifestement fréquente, elle
paraît liée à des lésions des capsules surrénales, lésions
que l'intoxication tuberculinique expérimentale reproduit d'ailleurs.

II. — Réaction à l'iodure de potassium.

L'iodure de potassium avait été conseillé en 1891
par Sticker pour produire une réaction diagnostique
chez les tuberculeux. Cet auteur l'employait en injection
sous-cutanée à la dose de 0,50 centigrammes à 1 gramme
pour provoquer l'apparition de râles et d'expectorations
bacillifères.

Vetlesen (de Christiania) et Wells (1) confirmèrent ces faits après essai sur un certain nombre de malades.

Manié prudemment, l'iodure de potassium ne donnerait lieu qu'à une réaction passagère incapable d'effets nocifs (L. Landouzy).

L'action de l'iodure de potassium a été étudiée expérimentalement par M. F. Sorel (2) chez le cobaye tuberculeux.

Cet animal, tuberculeux depuis 1 mois, présente une réaction thermique au bout de 7 à 8 heures après injection sous-cutanée de 10 centigrammes d'iodure de potassium. La réaction thermique n'est pas plus forte si l'on injecte des doses de 20 ou 25 centigrammes. Lorsqu'on répète les injections d'iodure, on obtient des réactions plus fortes qu'avec la première injection. Les animaux témoins, non tuberculeux, conservent une température normale.

En injectant, pendant une quinzaine de jours, une dose quotidienne de 10 centigrammes d'iodure, M. Sorel est arrivé à rendre les cobayes insensibles à cette substance, de même qu'on peut les amener à supporter impunément plusieurs centigrammes de tuberculine. Or, l'auteur a constaté que les cobayes tuberculeux habitués à l'iodure réagissaient à la tuberculine et vice versa. On est donc autorisé à considérer comme diffé-

(1) WELLS. *Journ. of Americ. Med. Assoc.*, 4 février 1899.
(2) F. SOREL. *Soc. de Biol.*, 27 mars 1909, et *Ann. Inst. Pasteur*, t. XXIII, f. 7, p. 533, juillet 1909.

rentes les deux sortes de réactions. En effet, une injection intrapéritonéale d'iodure de potassium provoque,
chez un cobaye tuberculeux, un exsudat qui ne contient
pas de tuberculine : en injectant 1/4 de centimètre cube
de cet exsudat dans le cerveau de cobayes tuberculeux
on n'obtient aucune réaction. Il est donc probable que
l'iodure ne met pas de tuberculine en liberté dans l'organisme des animaux tuberculeux. C'est pourquoi, pour
M. Sorel, la réaction des cobayes tuberculeux à l'iodure
de potassium paraît causée par un produit spécifique
qui n'est pas la tuberculine.

III. — Réaction aux injections de sérum physiologique.

En 1895, M. Hutinel remarqua qu'une injection sous-
cutanée de 10 centimètres cubes de sérum artificiel
provoquait une réaction fébrile assez vive chez les enfants tuberculeux. M. Sirot(1) apporta la confirmation
de ces faits.

La technique consiste à injecter sous la peau de
l'abdomen 5 à 40 centimètres cubes d'eau salée physiologique selon l'âge de l'enfant. La température est prise
comme pour la réaction générale consécutive à l'injection de tuberculine. L'hyperthermie dure de 24 à 48
heures.

---

(1) Sirot. *Semaine méd.*, n° 53, 1897, et *Journ. des Praticiens*, 3 sept.
1898.

Cette réaction au sérum physiologique est loin d'être caractéristique. MM. Hutinel, Debove, Combémale et d'autres auteurs ont cité des cas où elle se montra en dehors de toute tuberculose. En outre, quelques accidents paraissent lui être imputables.

Ces diverses réactions *médicamenteuses* qui n'ont rien de spécifique ne peuvent pas être considérées comme susceptibles d'utilisation pratique en vue du diagnostic de la tuberculose.

DEUXIÈME PARTIE

RÉACTIONS TUBERCULINIQUES

Il existe quatre méthodes pour diagnostiquer la tuberculose à l'aide de la tuberculine : la méthode sous-cutanée qui produit une réaction *générale* de l'organisme ; les méthodes cutanée, intradermique et conjonctivale qui donnent lieu à une réaction *locale*.

Après avoir donné quelques indications sur les tuberculines, nous étudierons la technique, les caractères, l'histologie pathologique, la spécificité, la valeur clinique comparée et le rôle social des réactions tuberculiniques.

Nous n'essaierons pas de faire la critique des hypothèses émises pour expliquer le mécanisme de ces réactions de l'organisme à la tuberculine ; la théorie des anticorps (1) et celle de l'anaphylaxie (2) ont été trop bien exposées en de nombreux ouvrages pour que nous y revenions.

---

(1) M. Nicolle. Une conception générale des anticorps et de leurs effets. *Ann. Inst. Past.*, 1908.

(2) Ch. Richet. *L'anaphylaxie*, Félix Alcan édit., 1911.

CHAPITRE PREMIER

LES TUBERCULINES

Avant d'aborder l'étude des réactions tuberculiniques, il est utile d'indiquer brièvement les différentes
préparations de tuberculine qui sont couramment employées.

La première tuberculine a été préparée par Robert
Koch en 1890. Elle est communément désignée aujour-
d'hui sous le nom de vieille tuberculine (Alttuberkulin),
de *tuberculine brute,* ou de lymphe de Koch. Pour la
préparer on fait des cultures de bacilles de Koch d'origine humaine ou bovine sur bouillon de veau légèrement alcalin additionné de 1 pour 100 de peptone et de
5 pour 100 de glycérine. On laisse ces cultures se déve-
lopper à l'étuve à 38° pendant 6 à 8 semaines. Puis on
les stérilise à l'autoclave à 110° pendant 20 minutes, on
évapore au bain-marie jusqu'à réduction au dixième du
volume et on filtre sur papier épais ou sur bougie Ber-
kefeld pour séparer les corps microbiens. La tuberculine ainsi obtenue est un liquide brun, épais, sirupeux,
d'une odeur caractéristique de pomme de reinette.

Cette tuberculine brute a deux inconvénients : 1° elle
contient outre les produits de sécrétion des bacilles, une

grande quantité de substances étrangères, albumoses, peptones, sels, 20 à 40 pour 100 de glycérine, auxquelles on a attribué quelques inégalités d'action que présentent parfois les tuberculines de diverses origines ; 2° son titre est variable, le développement de la culture en bouillon glycériné ne pouvant être toujours identique dans chaque manipulation.

Si, toutefois, l'on veut se servir de cette tuberculine brute pour le diagnostic, il faut en préparer des solutions diluées au fur et à mesure des besoins, ces solutions s'altérant rapidement :

Pour obtenir une solution à 1 pour 100, avec une pipette graduée en dixièmes de centimètre cube, on aspire 1 dixième de centimètre cube de tuberculine brute qu'on mélange à 9^{cc},9 d'eau salée physiologique stérile. Ainsi 1 centimètre cube de cette solution contient 1 centième de centimètre cube ou 1 centigramme de tuberculine brute.

Pour obtenir une solution à 1 pour 1 000, on aspire dans la petite pipette graduée 1 centimètre cube de la solution précédente à 1 pour 100, et on le mélange à 9 centimètres cubes d'eau salée. 1 centimètre cube de cette solution contient 1 millième de centimètre cube ou 1 milligrame de tuberculine brute. Un dixième de centimètre cube de cette solution (une division d'une seringue graduée au dixième de centimètre cube) contient donc 1 dixième de milligramme de tuberculine.

Pour éviter les inconvénients de la tuberculine brute tant au point de vue thérapeutique que diagnostique, des efforts ont été faits pour obtenir un produit plus pur. Par un broyage mécanique de bacilles secs dont il séparait ensuite, par l'eau légèrement alcalinisée, les produits solubles et insolubles, Koch obtint les tuberculines TO et TR (nouvelles tuberculines de Koch). Klebs, Buchner et Hahn, Behring, Landman et Béraneck obtiennent au moyen de divers traitements chimiques, des substances (tuberculo-plasmine, tuberculosines) dont les propriétés semblent assez différentes de celles de la tuberculine de Koch. Denys filtre simplement les cultures sans les concentrer, et Maragliano fait un extrait aqueux de bacilles.

Tuberculines précipitées. — Afin d'obtenir un produit pur, de composition fixe, Robert Koch avait essayé de purifier la tuberculine brute par précipitation fractionnée au moyen d'alcool à 60°; il obtenait ainsi une poudre brune qu'on pouvait redissoudre dans l'eau glycérinée à 50 pour 100 et dont 10 milligrammes produisaient les mêmes effets que 500 milligrammes de tuberculine initiale.

M. A. Calmette a obtenu une *tuberculine précipitée CL* encore dix fois plus active que la tuberculine précipitée de Koch. Elle est préparée en concentrant dans le vide, à basse température, les cultures de bacilles tuberculeux en bouillon glycériné et en soumettant le liquide évaporé à trois précipitations et redissolutions successives par un mélange à parties égales d'alcool à 95° et d'éther.

Actuellement, l'Institut Pasteur de Paris prépare sous le nom de *solution mère pour l'usage médical,* une tuberculine précipitée par l'alcool, redissoute dans l'eau glycérinée à 3o pour 100 et qui est délivrée en ampoules de 1 centimètre cube correspondant à 1 centigramme de tuberculine précipitée (solution au centième).

Pour obtenir une dilution de 1 dixième de milligramme, sous le volume de 1 centimètre cube (dilution utilisée pour produire la réaction générale) il faut faire une solution au centième, de la façon suivante : on verse le contenu d'une ampoule de 1 centigramme de tuberculine dans une éprouvette ou un ballon gradué stérilisé de 100 centimètres cubes ; on ajoute la quantité nécessaire de sérum physiologique à 7 pour 1 000 pour faire 100 centimètres cubes. Un centimètre cube de cette solution contient un dixième de milligramme de tuberculine.

Si l'on veut injecter la dose de 2 dixièmes de milligramme sous le volume de 1 centimètre cube, il suffit de faire une solution au cinquantième. On opère comme précédemment, en portant le volume total à 5o centimètres cubes seulement. 1 centimètre cube de cette solution contient 2 dixièmes de milligramme de tuberculine.

Lorsque tout le contenu du tube n'a pas été employé, il suffit d'en fermer l'extrémité à la flamme et de le stériliser à nouveau par ébullition au bain-marie.

Action des tuberculines. — La tuberculine brute et la tuberculine précipitée par l'alcool agissent à peu près de la même manière. Injectées à titre et à dose convenables, elles produisent une réaction locale au point d'inoculation, une réaction générale, et une réaction au

niveau des foyers tuberculeux, chez les individus infectés par le bacille de Koch. Elles ne donnent lieu à aucune manifestation chez les individus qui sont exempts
de toute infection tuberculeuse. Ce résultat est d'autant plus sûrement obtenu qu'on se sert d'un produit
pur et de titre connu. Comme nous l'avons vu, la tuberculine brute est d'un emploi moins précis que la tuberculine précipitée à cause des variations de concentration
qu'elle présente ; ces variations peuvent occasionner des
erreurs en clinique humaine.

D'autre part les tuberculines sont des substances
toxiques qui peuvent produire des réactions d'intoxication chez l'homme exempt de tuberculose quand elles
sont employées à dose relativement très élevée. Les
nourrissons, qui sont presque toujours absolument indemnes de toute infection bacillaire, supportent sans
aucun dommage des doses de tuberculine qui seraient
toxiques pour l'adulte. Ce fait s'explique par la présence,
chez l'adulte le mieux portant, de toutes petites infections bacillaires latentes qui lui donnent un certain degré d'hypersensibilité à la tuberculine.

Chez le tuberculeux, au contraire, une dose minime
de tuberculine suffit pour provoquer une réaction et
celle-ci est, en général, d'autant plus intense que le
sujet est moins infecté. Souvent les tuberculeux au début réagissent à une dose de tuberculine beaucoup plus
faible que les tuberculeux résistants porteurs de vieilles
lésions fibreuses ; ainsi 0,00001 centième de milligramme
de tuberculine donne parfois une réaction très vive tout
à fait au début de l'infection.

CHAPITRE II

TECHNIQUE
DES RÉACTIONS TUBERCULINIQUES

I. — Réaction générale ou sous-cuti-réaction.

Depuis que Robert Koch indiqua en 1890 que sa tuberculine pouvait servir au diagnostic de la tuberculose, l'injection sous-cutanée a été employée sur une vaste échelle par les médecins et les vétérinaires de tous les pays.

Le procédé est basé sur ce fait que les sujets atteints de tuberculose présentent une sensibilité beaucoup plus considérable à la tuberculine que les personnes saines.

Technique. — Les doses de tuberculine injectées chez l'homme ont beaucoup varié suivant les époques et les opérateurs.

Aujourd'hui, il est admis par la grande majorité des médecins (1) que la dose à injecter chez l'adulte est

____

(1) *Congrès int. de la Tub.*, Paris, oct. 1905, et *Soc. d'études sur la Tub.*, 1906.

de *un à deux dixièmes de milligramme de tuberculine précipitée*. Chez les enfants, la dose doit être moitié moindre.

Avant de pratiquer l'injection de tuberculine, le médecin doit s'assurer que le sujet est *apyrétique* ; la méthode la plus simple consiste à faire prendre au malade sa température centrale pendant deux jours consécutifs toutes les trois heures, dans la bouche, sous la langue. Il est incommode de prendre aussi souvent la température rectale. La température buccale maxima permettant de pratiquer l'injection est 37°,3. Les malades qui présentent une température plus élevée doivent garder le lit jusqu'à ce que celle-ci soit devenue normale.

Le meilleur moment pour faire l'injection est le matin, de bonne heure. Si l'on procédait à l'injection le soir, les réactions faibles et moyennes qui commencent en général six heures après l'injection, passeraient inaperçues pendant le sommeil du malade et pourraient avoir totalement disparu à son réveil.

Il faut se rappeler que certaines réactions fortes ne commencent que 3o heures après l'injection.

Les heures les plus favorables pour prendre la température sont 8 et 11 heures du matin, 2, 5 et 8 heures du soir.

L'*injection* se fait aseptiquement dans le tissu cellulaire sous-cutané ou dans les muscles au niveau de la région fessière, ou dans la région dorsale située au-dessous des omoplates à la hauteur des dernières côtes.

Pendant deux jours, le malade restera couché et sa

température sera enregistrée toutes les trois heures, aux mêmes intervalles qu'avant l'injection, pour que l'on puisse comparer les différences de température.

La plupart des auteurs admettent que la réaction est positive : 1° quand la *température* monte au moins de *0°,8* sans autre phénomène ; 2° lorsqu'elle monte au moins de *0°,5* avec phénomènes subjectifs (lassitude, céphalée, insomnie, douleurs névralgiques). En même temps on compte de 100 à 120 pulsations. Suivant l'élévation de température, la réaction est dite faible jusqu'à 38°, moyenne jusqu'à 39°, forte au-dessus de 39°.

La réaction fébrile ne présente pas de courbe typique; en général on observe une élévation rapide qui commence de 6 à 8 heures après l'injection et une diminution assez lente, la température redevenant normale au bout de 24 heures. Pourtant il se produit encore parfois une variation le deuxième jour. Il y a même des réactions qui débutent seulement au bout de 30 heures.

Il faut se méfier des *pseudo-réactions* qui peuvent être occasionnées par des affections fébriles intercurrentes ou par des maladies du système nerveux (hystérie, neurasthénie).

La réaction spécifique se traduit parfois aussi par des modifications congestives au niveau des *foyers tuberculeux,* décelables par l'observation (hyperémie des tissus malades, tuméfaction, etc.) ou par l'auscultation, et ressenties par le malade sous la forme de douleurs localisées. Ces phénomènes durent deux jours environ.

Il se produit souvent, au point d'inoculation, une réaction *locale* qui consiste en une inflammation de la région ; sa valeur diagnostique est contestée, car elle peut faire défaut.

Au cas où cette première injection de tuberculine n'a pas produit de réaction thermique, on pratique, tous les 3 ou 4 jours, une nouvelle injection de *même dose* que la première (1), jusqu'à ce qu'on obtienne une réaction. Toutefois, il ne faut pas réitérer l'injection plus de cinq fois, sous peine de sensibiliser l'organisme ou d'obtenir par intoxication une réaction chez un individu sain (2). On a vu certains sujets qui n'avaient pas réagi à plusieurs injections de doses fortes de tuberculine (0,01 centigramme) réagir à une injection de la même dose pratiquée 15 jours après.

Contre-indications et inconvénients de la méthode. — La réaction générale par injection sous-cutanée est d'un emploi limité. Elle est contre-indiquée dans certains cas qu'il faut bien préciser afin d'écarter la possibilité de nuire aux malades :

1° Il faut s'abstenir de la pratiquer chez les personnes qui présentent des symptômes cliniques certains de tuberculose.

2° Chez les jeunes enfants ; ceux-ci sont en effet extrêmement sensibles à la tuberculine.

3° Il faut, chez les femmes, choisir le moment où la courbe de réaction ne peut être influencée par les élé-

---

(1) MOELLER, LOEWENSTEIN et OSTROWSKY. *Congrès int. de la Tub.,* Paris, 1905.

(2) Paul CLAISSE, *Soc. Méd. des Hôpit.,* 28 juin 1907. — SLATINEANU, DANIELOPOLU et CIUCA. *Soc. de Biol.,* t. LXVIII, p. 903, 14 avril 1910.

vations de température qui se produisent souvent avant ou pendant les règles.

4° Le malade sur lequel on va opérer doit être apyrétique ; il ne doit pas avoir eu d'hémoptysie récente, ni être convalescent de maladies infectieuses. Les cardiopathies, l'albuminurie, le diabète, sont des contre-indications absolues. Le système nerveux (méningitiques, épileptiques) doit être en bon état.

Les *inconvénients* de la réaction générale sont les suivants : 1° la fièvre provoquée peut être de plusieurs degrés et s'accompagner de phénomènes généraux douloureux (céphalée intense, courbature, vomissements, etc.).

2° La réaction cutanée au point d'inoculation est douloureuse.

3° Il y a possibilité d'une réaction locale au niveau des foyers tuberculeux, capable d'accélérer l'évolution de la tuberculose.

Recto-réaction. — MM. Calmette et Breton (1) ont obtenu chez les tuberculeux une réaction fébrile, identique à celle que provoque l'injection sous-cutanée, en injectant dans le rectum 1 centigramme de tuberculine mélangé à 50 grammes de lait. Ce procédé permet d'obtenir un diagnostic à l'insu du malade et d'éviter la réaction locale douloureuse.

Mais il faut savoir qu'il est parfois infidèle, l'ab-

---

(1) A. Calmette et M. Breton. *Soc. de Biol.*, 1er février 1908.

sorption par le rectum étant très variable suivant les individus.

II. — **Réactions locales.**

1° Cuti-réaction.

Pour éviter au malade les inconvénients d'une réaction générale, on a cherché à obtenir des réactions locales à la tuberculine.

Von Pirquet, dès 1903, avait émis l'hypothèse que la réaction des tuberculeux à l'injection de tuberculine, la réaction des individus anaphylactisés au sérum, et les réactions revaccinales précoces ou fausses vaccines, étaient dues à une cause identique : la rencontre de l'antigène avec les anticorps spécifiques.

Ce phénomène se produirait chaque fois que l'organisme a déjà été éprouvé antérieurement par un agent étranger et présenterait des modifications que Von Pirquet appelle « allergie ».

Se basant sur ce princiqe général de l'allergie pour essayer d'obtenir, à l'aide de la tuberculine, une réaction cutanée chez les tuberculeux, Von Pirquet (1) imagina la cuti-réaction.

Elle consiste dans la production d'une papule rouge au niveau d'une scarification ou d'une piqûre cutanée recouverte d'une goutte de tuberculine.

---

(1) Von Pirquet. *Soc. Méd. de Berlin,* 8 mai 1907, et *Deutsche Med. Wochens.,* 23-30 mai 1907.

Technique. — Les techniques assez variées qui existent ne diffèrent que dans leurs détails. Nous pensons qu'elles peuvent être ramenées à celle-ci que nous avons pratiquée bien souvent :

Après s'être assuré que la région sur laquelle on peut opérer ne présente aucune altération, on frotte avec un tampon d'ouate stérile légèrement imbibé d'alcool, d'éther, ou d'eau bouillie, la surface antéro-externe du bras ou de la cuisse, puis on sèche en frottant avec un autre tampon. Avec la pointe d'un vaccinostyle passé dans la flamme, on fait, à quelques centimètres d'intervalle, trois scarifications longues de quelques millimètres et n'intéressant que très légèrement le derme sans provoquer d'hémorragie. Sur deux des scarifications, on dépose, en l'étalant, une goutte de tuberculine brute diluée au quart dans la glycérine. La troisième scarification servira de témoin (Von Pirquet fait des piqûres avec un petit appareil spécial et y dépose une goutte de tuberculine brute non diluée).

La région scarifiée est laissée à l'air libre une dizaine de minutes pour que la tuberculine ait le temps de sécher. Il ne paraît pas nécessaire de la recouvrir ensuite d'un pansement aseptique comme le font certains opérateurs.

Description de la réaction. 1° *Réaction traumatique*. — Quelques heures après l'opération, les scarifications apparaissent comme de petites croûtes brunes entourées d'une très légère rougeur ; celle-ci disparaît au bout de 24 à 36 heures. L'importance de cette réaction traumatique dépend de la profondeur de la scarification et de la nature de la peau. De toutes façons, elle ne peut être confondue avec une réaction spécifique.

2° *Réaction négative.* — Pour savoir quel est le résultat de l'épreuve, il faut l'examiner vers la vingt-quatrième ou la trentième heure chez le nourrisson, et vers la quarante-huitième heure chez les enfants plus âgés. Disons tout de suite qu'il n'y a pas à tenir compte du résultat si l'on ne constate pas l'existence d'une très petite croûtelle traumatique aux points de scarification ; l'absence de cette petite croûte signifie que la scarification n'a pas été assez profonde et l'opération est à recommencer.

Quand la réaction est négative, les scarifications tuberculinées se comportent comme la scarification témoin. On constate quelquefois, pendant les 24 premières heures, une légère rougeur due à la réaction traumatique comme nous venons de le voir.

Au bout de 48 heures, une réaction négative ne doit présenter ni rougeur, ni induration. Si l'on constate une rougeur légèrement papuleuse de moins de 3 millimètres de diamètre, la réaction doit être considérée comme *douteuse.*

3° *Réaction positive.* — La réaction positive apparaît en général de la dixième à la quarante-huitième heure. La plupart du temps, elle est bien visible au bout de 24 heures. Très rarement, la réaction ne se développe que le troisième ou le quatrième jour. On admet que l'acmé a lieu vers la quarante-huitième heure chez les adultes et les enfants, et vers la vingt-quatrième heure chez les nourrissons.

On constate alors un soulèvement dermo-épidermique dont la nuance peut varier du rouge foncé au rose pâle ; les bords de cette papule sont œdématiés, un peu plus colorés que le centre et légèrement surélevés. La réaction ressemble plus souvent à une plaque papulo-érythémateuse qu'à une plaque urticarienne. Elle peut présenter des limites régulières ou au contraire festonnées, ou encore être entourée d'un halo violacé. Enfin, il se forme parfois une tache de couleur très pâle ou livide comme prodrome de réaction négative chez les tuberculeux avancés et les cachectiques.

La réaction est plus ou moins intense. Lorsqu'elle est *moyenne*, son diamètre est d'environ 10 millimètres ; dans ce cas, c'est, en général, une simple papule érythémateuse. Si la réaction est *intense*, la papule peut avoir 2 centimètres ; elle présente parfois, vers le cinquième jour, un pointillé hémorragique ; parfois elle a un aspect urticarien, avec, sur son centre, de toutes petites vésicules remplies d'un liquide clair ; ou bien elle est entourée d'un halo rose ou violacé. C'est la réaction qu'on peut appeler, à cause de son halo, « papulo-érythémateuse-pseudo-vacciniforme » (E. Oppert) (1). Toutefois, elle n'arrive pas, comme la vaccine, à la vésiculation.

La réaction *très intense*, qui a de 2 à 3 centimètres de diamètre, est caractérisée par une forte papule sur laquelle se forme, vers le quatrième jour, une bulle remplie d'un liquide citrin non purulent ; cette bulle,

---

(1) Édouard Oppert. La cuti-réaction à la tuberculine. *Thèse*, Paris, 1908.

en se desséchant, forme une croûte qui tombe sans laisser de cicatrice gaufrée. C'est une réaction « hyper-intense-vacciniforme » (Oppert). La bulle peut se trouver au milieu d'un bourrelet œdémateux qui, lui-même, est entouré d'un halo rose foncé.

Ces réactions très intenses sont excessivement rares. Elles donnent lieu parfois à la formation de ganglions axillaires.

Quand la réaction est *faible,* une tache érythémateuse de quelques millimètres est suffisante pour affirmer qu'elle est positive, à condition qu'il y ait une *induration*.

Le *signe caractéristique* d'une réaction *positive* est en effet l'*induration* que la papule présente au toucher. Jamais une réaction négative ou traumatique ne donne cette sensation de résistance élastique qui est due à la nature même de la formation spécifique.

Il faut se garder de prendre pour une réaction positive de petits nodules de deux à trois millimètres de diamètre qui se forment aux points de scarification quand la tuberculine est infectée de saprophytes et souillée par les microbes de l'air ; ces nodules suppurent et se dessèchent en quelques jours.

Les petites vésicules peuvent se former aussi chez les enfants qui sont atteints d'impétigo ; les saprophytes de la peau en sont la cause.

Dans les heures qui suivent l'acmé de la réaction la papule décroît, s'affaisse du 4ᵉ au 6ᵉ jour, vire aux teintes plus foncées pour devenir au bout d'une semaine ou deux une simple tache pigmentée de couleur brune. Cette tache persiste quelquefois pendant un mois et

Pustule
de revaccination
(7ᵉ jour).

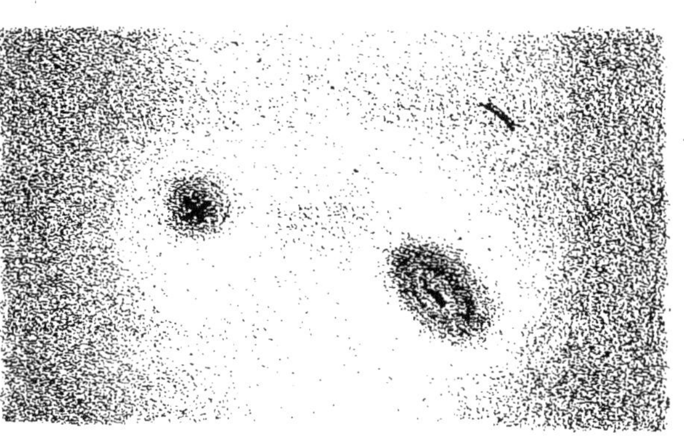

Scarification
témoin (3ᵉ jour).

Cuti-réaction
d'intensité moyenne
(3ᵉ jour).

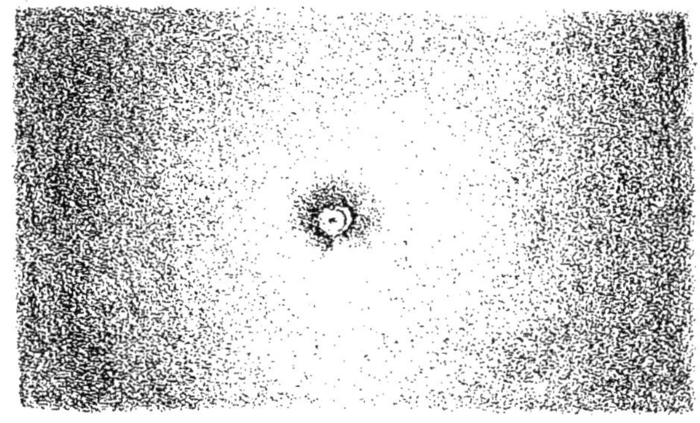

Pustule vaccinale
(7ᵉ jour).

G. STEINHEIL, Éditeur.

plus. Il se produit en même temps une légère desquamation de l'épiderme.

Plus les enfants sont jeunes, plus la réaction disparaît facilement. Chez les nourrissons, elle cesse parfois d'être visible le 3ᵉ jour.

Cuti-auriculo-réaction. — M. V. Tedeschi (1) a indiqué le pavillon de l'oreille comme lieu d'élection pour la cuti-réaction. Le substratum cartilagineux de cette région met en évidence l'induration profonde qui est visible par transparence et nettement perceptible au palper. Mais l'inflammation des ganglions rétro-auriculaires, qui survient souvent à la suite de cette épreuve, ne la rend pas recommandable.

Inconvénients et contre-indications de la cuti-réaction. — La cuti-réaction provoque une sensation insignifiante de démangeaison et de cuisson. Elle détermine très rarement, lorsque la scarification tuberculinique a été trop profonde et a entamé le derme, une ébauche de réaction thermique, produite par l'introduction d'une certaine quantité de tuberculine dans le sang. La constatation possible de ces réactions thermiques et des réactions de foyers tuberculeux cutanés observées par quelques auteurs [Siegert(2), Moro et Doganoff(3), Oppenheim(4),

---

(1) V. Tedeschi et Lorenzi. *La Pediatria*, 1909, p. 641.

(2) D. Siegert. *Gesellschaft f. Kinderheilk. Verhandl. und med. Klinik*, n° 39, 1907.

(3) Moro et Doganoff. *Wien. Klin. Woch.*, n° 31, 1ᵉʳ août 1907.

(4) Oppenheim. *Wien. Klin. Woch.*, n° 32, 8 août 1907.

Pfaundler (1)] démontrent que l'épreuve sensibilise l'organisme à la tuberculine. Toutefois cette influence générale est minime et n'a été constatée que dans un très petit nombre d'observations. Très rares aussi ont été les sujets qui ont présenté un engorgement ganglionnaire (réactions très intenses).

La cuti-réaction est *déconseillée* seulement dans les cas suivants :

1° chez les sujets atteints de lésions tuberculeuses de la peau, en évolution ;

2° dans les affections parasitaires de la peau et les pyodermites (impetigo, ecthyma, etc...) et dans tous les cas où la peau n'est pas absolument nette, parce qu'on peut redouter une infection secondaire. Pourtant, chez ces malades, il est possible de pratiquer sans danger la cuti-réaction, en choisissant n'importe où, une large surface de peau saine ;

3° au cours de la rougeole, de la scarlatine, de la variole et de la vaccine, pendant lesquelles la cuti-réaction est très faible ou ne se produit pas.

Histologie pathologique de la cuti-réaction. — A l'examen microscopique d'une coupe de papule de cuti-réaction, coupe perpendiculaire au trait de scarification, et pratiquée à travers une biopsie, qui intéresse toute l'épaisseur du revêtement cutané, on constate (1) :

1° Au faible grossissement, un épiderme qui ne

---

(1) Pfaundler. *Münch. Med. Woch.*, n° 26, 1907.
(2) H. Rubens Duval, in *thèse* E. Oppert, Paris 1908.

présente aucune modification, si ce n'est la solution de continuité, en voie de cicatrisation, due à la scarification qui intéresse l'épaisseur de la couche épidermopapillaire. Dans les couches sous-jacentes, au contraire, des modifications très accentuées ont pour point de départ la scarification : le corps papillaire, le derme et la région supérieure de l'hypoderme sont infiltrés d'éléments cellulaires groupés en amas ; ceux-ci sont d'autant moins considérables qu'on s'éloigne davantage du trait de scarification.

Ces infiltrats siègent à la base des papilles, autour des follicules pileux, des glandes sudoripares et des vaisseaux de l'hypoderme. Ils sont partout *périvasculaires*. Des traînées cellulaires les relient entre eux.

2° Au fort grossissement, on remarque que les tissus fibrineux de réparation de la scarification emprisonnent une grande quantité de *mononucléaires* qui ont succédé aux polynucléaires encore visibles dans la croûte, et quelques *cellules germinatives de Flemming* reconnaissables à leurs grandes dimensions, à leur protoplasma basophile et à leur grand noyau clair ponctué de quelques gros grains de chromatine.

Certaines cellules épidermiques présentent « des altérations de dystrophie qui confinent à la dégénérescence érytrophyle ».

Les papilles, au voisinage du trait de scarification, sont distendues par un œdème considérable qui dissocie ou refoule les faisceaux conjonctifs. Cet œdème contient des polynucléaires qui se portent vers l'épiderme et tendent à s'éliminer au dehors, et des mononucléaires

qui restent au contraire à la base des papilles et gagnent,
pour les entourer, les vaisseaux sanguins et lymphatiques. Parmi ces mononucléaires se trouvent des cellules
germinatives de Flemming.

Ce processus inflammatoire périvasculaire se sin-
gularise donc par une mononucléose accentuée qu'on ne
rencontre habituellement que dans les inflammations de
très longue durée, et surtout par des cellules germinatives de Flemming abondantes.

En résumé, cet examen met en relief la dispropor-
tion qui existe entre la plaie de scarification insignifiante
et déjà presque cicatrisée, et le processus inflammatoire
relativement considérable qui en résulte. Ce sont des
modifications qui semblent bien spécifiques. Il a été
impossible de les reproduire par d'autres causes mé-
caniques, toxiques ou toxiniennes.

Certains auteurs(1), en employant les tuberculines
allemandes, qui peuvent contenir des corps bacillaires,
ont observé dans des cuti-réactions la formation de cellules géantes du type de Langhans, entourées de cellules épithélioïdes et de cellules rondes identiques à
celles qui caractérisent les tissus tuberculeux. Bandler
et Kreibich(2), Ferrand et Lemaire(3) ont bien constaté des cellules géantes mais qui n'avaient pas les
caractères des véritables cellules géantes tuberculeuses
du type Langhans.

---

(1) Pick et Daels. *Berl. Med. Gesellsch.*, 20 janv. 1908; et Zieler.
Münch. Med. Wochensch.., n° 32, 1908.
(2) Bandler et Kreibich. *Deutsche Med. Woch.*, 3 oct. 1907.
(3) Ferrand et Lemaire. *Presse méd.*, 28 sept. 1907.

Cuti-réaction par procédés modifiés. — *Procédé de J. Lignières* (1). — Il consiste à raser la surface de la peau et à la frotter de quelques gouttes de tuberculine brute. Chez le tuberculeux apparaissent des papules dont la couleur varie du rose pâle au rouge foncé ; ces papules sont généralement entourées d'une auréole. Elles sont parfois si nombreuses qu'elles forment des îlots confluents ou une plaque œdémateuse. Les papules disparaissent au bout de 4 ou 5 jours, ou bien elles se transforment en vésicules ou vésico-pustules avec formation de croûtes.

Le malade éprouve une sensation de démangeaison mais ne présente ni fièvre, ni phénomènes généraux.

Cette réaction est, d'après l'auteur, plus caractéristique que la cuti-réaction de Von Pirquet.

Procédé de Lautier (2). — Sans aucune préparation de la peau, on applique sur la face externe du bras une petite boulette de coton hydrophile, peu serrée et suffisamment imbibée de deux ou trois gouttes de tuberculine à 1 pour 100. Après avoir recouvert la boulette d'une lamelle de gutta-percha permettant le contact prolongé de la tuberculine avec la peau, on entoure le tout d'une feuille d'ouate et d'une bande qu'on laisse en place pendant 48 heures.

Lorsqu'on retire le pansement pour se rendre compte

---

(4) J. Lignières. *Central. f. Bakt.*, I Orig., t. XLVI, 10 mars 1908, pp. 373-377.

(2) R. Lautier. *Soc. de Biol.*, 7 janv. 1908 et *Prov. Méd.*, n° 13, 28 mars 1908.

du résultat, il faut attendre une heure ou deux pour que
la réaction se confirme. Quand celle-ci est positive, elle
est constituée soit par un seul placard érythémato-
papuleux, soit par des îlots multiples. La coloration est
rosée ou légèrement cuivrée ; la peau, épaissie, bour-
souflée, donne une sensation de sécheresse et de rugo-
sité. Sa surface, examinée à la loupe, est parsemée de
petites vésicules très fines qui contiennent un liquide
incolore.

Cette éruption persiste de deux à vingt jours avec
une sensation de prurit.

Rhino-réaction. — Laffitte-Dupont et Molinier[1]
mettent en contact avec la muqueuse nasale une solution
de tuberculine à 1 pour 100, soit en étalant une goutte
à la surface du cornet inférieur, soit en plaçant pendant dix minutes sur la muqueuse de la cloison un petit
tampon de coton hydrophile imbibé de la même solution. La réaction positive est caractérisée par une petite
croûte mince et transparente qui se forme du deuxième
au quatrième jour sur la muqueuse congestionnée.

Réaction transcutanée de Moro[2]. — Elle consiste à
frictionner la peau avec une pommade tuberculinée.
La pommade de Moro est composée de tuberculine
ancienne de Koch et de lanoline anhydre à parties
égales. Il faut avoir soin de faire tiédir la lanoline avant

---

(1) Laffitte-Dupont et Molinier. *Réunion biol. de Bordeaux*, in *C. R.
Soc. de Biol.*, 8 fév. 1908.

(2) Ernst Moro. *Münch. Med. Woch.*, n° 5, p. 116, 4 fév. 1908 et *Presse
Méd.*, 29 juill. 1908.

d'y incorporer la tuberculine pour que le mélange soit bien homogène. Cette pommade peut se conserver très longtemps à la glacière.

La friction est faite sur une surface de 5 centimètres de diamètre, de préférence à la région épigastrique ou au voisinage d'un des mamelons. Sa durée doit être de 3o à 6o secondes. On laisse ensuite la partie frictionnée à l'air libre pendant une dizaine de minutes. Il est inutile de mettre un pansement.

Quand la réaction est négative, la peau reste absolument saine. En cas de réaction positive, il se forme, au bout de 24 heures, de nombreuses petites papules rouges qui persistent pendant plusieurs jours. Il y a généralement une sensation de légère démangeaison au début de la réaction.

Ces variantes de la cuti-réaction ont, sur le procédé de Von Pirquet, l'avantage de ne pas entamer les téguments ; néanmoins, comme la réaction de Von Pirquet, on doit les pratiquer sur une peau saine.

Réaction à la piqûre (Stichreaktion) de Escherich et Hamburger (1). — F. Hamburger injecte à la seringue un dixième à un millième de milligramme de tuberculine ancienne de Koch, dans le derme de la région externe de l'avant-bras, en évitant d'enfoncer l'aiguille dans le tissu cellulaire sous-cutané.

---

(1) Epstein. *Prager med. Wochen.*, nᵒˢ 1 et 2, 1891. — Escherich. *Jahrb. f. Kinderheilk.*, Bd. 33, 1892, p. 369. — F. Hamburger. *Wien. Klin. Woch.*, nᵒ 12, p. 381.

Vingt-quatre heures après la piqûre, on observe deux zones inflammatoires dont l'une se développe autour du point d'inoculation, et l'autre à l'endroit qui correspond à la pointe de l'aiguille. La rougeur et la tuméfaction augmentent d'intensité pendant 24 à 48 heures, puis disparaissent en quelques jours. Il subsiste assez longtemps un épaississement de la peau de couleur brune.

Cette réaction est douloureuse ; elle détermine une infiltration œdémateuse, un prurit assez intense et parfois de la fièvre. De ce fait, la réaction à la piqûre d'Escherich présente les mêmes contre-indications et une partie des mêmes inconvénients que la sous-cuti-réaction.

2° INTRADERMO-RÉACTION A LA TUBERCULINE.

L'intradermo-réaction de M. Ch. Mantoux, très semblable d'ailleurs à la stichréaction proposée par Escherich et Hamburger, est également provoquée par l'injection, dans l'épaisseur du derme, d'une quantité *dosée* de tuberculine.

Technique. — M. Mantoux en donne la technique suivante (1): « L'instrument se réduit à une seringue de Pravaz stérilisable, à tige graduée et munie d'un curseur, c'est-à-dire du modèle courant, et à une aiguille

______

(1) Ch. MANTOUX. *Acad. des Sciences,* 10 août 1908.

fine. Nous employons une solution à 1 pour 5 000, obtenue en diluant une ampoule de 1 centimètre cube de solution mère de tuberculine de l'Institut Pasteur dans 49 centimètres cubes d'eau physiologique. Nous en injectons une goutte, soit $1/100^e$ de milligramme, à la face antérieure de la cuisse. Après avoir plissé la peau, on enfonce l'aiguille presque parallèlement à sa surface ; on a soin que le côté biseauté de sa pointe soit tourné vers le haut et regarde par conséquent vers l'épiderme, non vers l'hypoderme, quand l'aiguille est en place. Chez les sujets à tégument très fin, il faut enfoncer franchement l'aiguille, puis, sa pointe étant dans l'hypoderme, la relever légèrement et aborder le derme par sa face profonde ; on risque autrement de le traverser de part en part.

« A ce petit tour de main près, l'opération est absolument analogue à une injection traçante de cocaïne ; l'aiguille bien fixée, on pousse le liquide qui forme une petite boule d'œdème, rapidement résorbée. »

Il est utile d'ajouter à la solution de tuberculine $1/200^e$ de chlorhydrate de *stovaïne* et de stériliser avant l'usage. La stovaïne rend l'injection moins douloureuse (1).

M. Mantoux conseille de préparer la solution de tuberculine à 1 pour 5 000 au moment de l'usage, les dilutions très étendues pouvant perdre leur activité au bout d'un certain temps (2). En outre il fait re-

---

(1) L'Institut Pasteur prépare pour intradermo-réaction des ampoules de tuberculine additionnée de stovaïne.

(2) Ch. MANTOUX. *Soc. de Biol.*, 24 oct. et 4 déc. 1909.

marquer que la réaction manque parfois avec la tuberculine filtrée sur bougie et stérilisée au bain-marie à 100° après la mise en ampoules. Il faut se servir de la simple stérilisation à l'autoclave (1).

La seringue dont on se sert doit être bien étanche, le piston bien ajusté au corps de pompe afin que le liquide qui rencontre une assez forte résistance pour pénétrer dans le derme, ne puisse pas refluer en arrière du piston. Il faut aussi choisir une aiguille fine, solide et courte.

Description de la réaction. — Celle-ci est déjà visible au bout de quelques heures. 48 heures après la piqûre, la réaction est à son acmé. Elle a un aspect « en cocarde »; une infiltration nodulaire centrale, rose ou rouge vif, est entourée d'un halo rosé d'érythème. L'infiltration centrale peut avoir de 1 à 3 centimètres de diamètre; le halo périphérique a des dimensions très variables qui peuvent atteindre la surface d'une paume de main.

La peau est chaude et un peu sensible ; on a la sensation d'un épaississement du derme.

Chez certains malades, la réaction rappelle une papule d'urticaire un peu rosée ou encore un petit placard d'érythème noueux (2).

M. Mantoux a appelé l'attention sur des réactions tardives qui n'apparaissent que du troisième au cinquième jour.

---

(1) Ch. Mantoux. *Soc. de Biol.*, 3 juill. 1909.
(2) Chauffard et Jean Troisier. *Soc. Méd. des Hôp.*, 15 janv. 1909.

La réaction régresse ensuite ; le halo disparaît rapidement, mais le nodule central se résorbe lentement ; on en voit encore la trace pigmentée au bout de plusieurs semaines.

Quand la réaction est *négative*, la lésion traumatique minime provoquée par l'aiguille n'est plus visible, pour ainsi dire, au bout de 48 heures.

On obtient souvent chez les malades atteints de dermatoses, une réaction qui reproduit le type des lésions dermiques dont le sujet est porteur. Cette réaction ne doit pas être regardée comme positive ; elle apparaît et disparaît plus vite que la réaction de Mantoux.

Chez *les animaux de laboratoire,* le *cobaye* (1) en particulier, Ch. Mantoux pratique l'intradermo-réaction par l'inoculation d'une goutte, soit 1/20ᵉ de centimètre cube, de la solution à 1 pour 100 de tuberculine (solution mère pour usage médical). La région d'élection est la face externe des pattes postérieures qu'on déglabre préalablement par épilation. On fixe la peau contre le plan ostéo-musculaire sous-jacent en la tendant entre deux doigts ; on opère ensuite comme chez l'homme.

La réaction positive consiste en une infiltration œdémateuse du derme de couleur blanche ou rosée, accompagnée souvent d'une suffusion hémorragique. Elle a atteint son complet développement 48 heures après la piqûre : son diamètre est de 12 à 18 millimètres.

---

(1) Nobécourt, Ch. Mantoux et Perroy. *Soc. de Biol.,* 23 oct. 1909.

Quand la réaction est négative, toute trace a disparu à la fin du deuxième jour.

M. Mantoux a fait remarquer que les cobayes tuberculisés ne réagissaient qu'au bout d'un temps variable après l'inoculation infectante.

Inconvénients de l'intradermo-réaction. — Il existe toujours une *douleur* plus ou moins intense produite par l'injection intradermique qui dissocie les terminaisons nerveuses. En outre, quand la réaction est forte, elle donne lieu à des phénomèmes inflammatoires et souvent à un œdème très douloureux. L'apparition d'une escarre (1) paraît être accidentelle. Une réaction thermique a été rarement observée

Histologie pathologique. — MM. Auché et Augistrou (1) ont étudié l'histologie de l'intradermo-réaction obtenue chez des cobayes tuberculeux. Ils ont contaté que les couches les plus superficielles de l'épiderme sont farcies de noyaux et de fragments de noyaux leucocytiques. La région moyenne du corps muqueux de Malpighi est dissociée sur une grande étendue par une bande d'infiltratiom cellulaire exclusivement formée de leucocytes polynucléaires bien conservés. En outre, de nombreuses cellules épidermiques ont subi l'altération vacuolaire.

L'infiltration de polynucléaires qui augmente jusqu'à

---

(1) Comby. *Bull. Méd.*, 4 mai 1910.

(2) B. Auché et Augistrou. *Soc. de Biol.*, t. LXVIII, p. 330, 1er fév. 1910.

la fin du deuxième jour a envahi aussi le derme et le tissu cellulaire sous-cutané jusqu'aux premières fibres musculaires striées sous-jacentes. Les capillaires sanguins sont ectasiés et des globules rouges infiltrent le tissu conjonctif.

3° OPHTALMO-RÉACTION.

L'ophtalmo-réaction a été préconisée par Wolff-Eisner en Allemagne et par A. Calmette en France. Wolff-Eisner (1) obtint le premier des réactions oculaires chez les tuberculeux (hommes et bovidés), mais celles-ci se montraient tellement intenses avec la tuberculine brute dont il faisait usage au début, qu'il jugea cette méthode impraticable. Pendant ce temps, Calmette (2) pratiquait l'ophtalmo-réaction chez l'homme en se servant d'une solution très étendue de tuberculine précipitée ; celle-ci devenait bientôt d'un usage courant en clinique.

Technique. — On instille, dans l'angle interne de l'œil, une goutte d'une solution de tuberculine sèche précipitée par l'alcool, à 1 pour 100 chez l'adulte et à 1 pour 200 chez l'enfant.

Cette instillation peut être faite indifféremment au moyen d'un compte-gouttes, d'une pipette effilée, ou

---

(1) WOLFF-EISNER. *Soc. de méd. de Berlin,* 3 juin 1907.
(2) A. CALMETTE. *Acad. des Sciences,* 17 juin 1907.

du tube même de tuberculine préparée pour cet usage. De toute façon, la solution de tuberculine et l'instrument dont on se servira seront stériles.

La technique de l'ophtalmo-réaction a une très grosse importance ; si elle est défectueuse, les résultats sont presque fatalement faussés. Nous la décrirons donc avec le plus de précision possible.

Le malade renversera la tête en arrière ; de la main gauche, on écarte les paupières en recommandant de regarder en haut et en dehors ; de la main droite, on instille la goutte de tuberculine dans l'angle interne de l'œil (la chute directe de la goutte sur la cornée déterminerait un afflux lacrymal préjudiciable à la réaction). Les paupières sont maintenues écartées pendant quelques secondes afin que la conjonctive tout entière soit touchée par la tuberculine.

S'il se produit, au moment de l'instillation, un clignement involontaire des paupières qui expulse la goutte de tuberculine, l'opération est à recommencer. Il faut aussi recommander au malade de ne pas se frotter l'œil ; afin d'éviter cette cause fréquente d'infection, il est quelquefois nécessaire de recouvrir l'œil d'un bandeau.

Chez les enfants, un aide est indispensable pour maintenir la tête en arrière et les paupières largement écartées. Sans ces précautions, un blépharospasme chasse la goutte aussitôt tombée. Il faut ensuite recouvrir l'œil d'un tampon d'ouate bouilli et d'un bandeau.

Caractères de l'ophtalmo-réaction. — *Réaction positive.* — La réaction apparaît en général de 5 à 24 heures après l'instillation. Il y a naturellement des exceptions ; certaines réactions apparaissent au bout de 2 heures, d'autres au bout de 72 heures seulement.

Pour ne pas laisser passer une réaction inaperçue, il est nécessaire d'examiner l'œil 8, 24, 48 et 72 heures après l'instillation. Il est donc conseillé d'opérer le matin afin de pouvoir faire l'examen de l'œil l'après-midi.

L'intensité de la réaction est très variable. Entre la forme très légère qui nécessite, pour être reconnue, la comparaison entre les deux yeux, et la forme très intense, il est donné de rencontrer tous les intermédiaires. Toutefois l'on en peut donner les caractères cliniques suivants :

1º dans la réaction *faible,* rougeur et tuméfaction de la caroncule, du repli semilunaire et de la conjonctive palpébrale inférieure ; légère sécrétion séreuse qui se rassemble dans le cul-de-sac conjonctival. Il n'y a pas de symptômes fonctionnels ;

2º dans la réaction *moyenne,* en plus des caractères précédents, on constate de l'hyperémie de la conjonctive bulbaire avec quelques traînées vasculaires, une sécrétion muco-purulente assez abondante, du larmoiement et un peu de sécrétion meibomienne qui agglutine les cils. Le malade a la sensation de graviers avec légère cuisson ou des picotements. Il existe un peu de photophobie ;

3º dans la réaction *forte,* à une hyperémie intense s'ajoute quelquefois de l'œdème des paupières et des conjonctives. Le globe oculaire est sillonné de gros troncs vasculaires et peut présenter des ecchymoses. La sécrétion est purulente et abondante. Le malade éprouve une forte sensation de cuisson avec parfois des douleurs névralgiformes pendant quelques heures.

La durée de la réaction varie comme son intensité. Les réactions faibles s'atténuent au bout de 18 à 36 heures, les moyennes au bout de deux à trois jours, les fortes le troisième ou le quatrième jour. On voit parfois des réactions fortes qui, tout en s'étant très atténuées, sont encore visibles après deux semaines. Ces réactions prolongées sont rares. Toutefois, s'il s'en produit une, elle est efficacement combattue par le collyre suivant :

> Argyrol. . . . . 0,20 centigrammes
> Eau distillée bouillie. . . . . 10 grammes.

en mettre une goutte dans l'œil trois ou quatre fois par jour.

Réaction négative. — Il n'existe généralement aucun phénomène visible. On observe pourtant quelquefois, une heure et demie à trois heures après l'instillation, une légère rougeur ; elle disparaît rapidement et n'est accompagnée ni de sécrétion fibrineuse ni de larmoiement. On ne doit pas en tenir compte.

Réaction douteuse. — Il peut arriver que l'œil instillé présente de très légères modifications par rapport à l'autre œil, et que l'on hésite pour l'interprétation de la réaction. Il est alors indiqué de faire l'examen microscopique de la sécrétion conjonctivale. Celle-ci, lorsqu'elle est normale, ne contient que très peu d'éléments cellulaires représentés par quelques cellules épithé-

R. LETULLE

Réactions humorales
dans l'infection tuberculeuse.

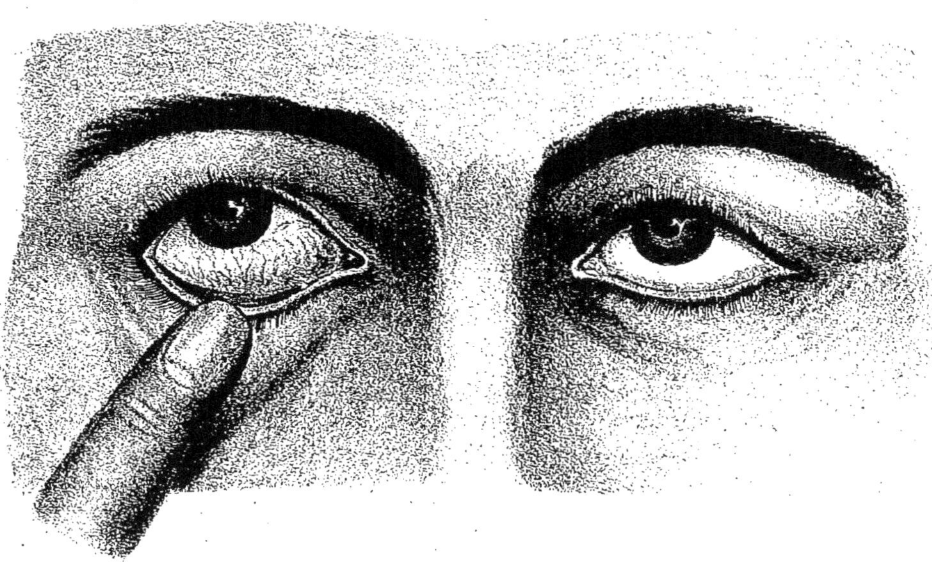

Ophtalmo-réaction d'intensité moyenne.

G. STEINHEIL, Éditeur.

liales et de rares leucocytes polynucléaires. Quand l'ophtalmo-réaction est négative, ces éléments cellulaires restent les mêmes. Au contraire, lorsque l'ophtalmo-réaction est positive, même très faiblement, la sécrétion conjonctivale présente un grande quantité de polynucléaires. Cette *polynucléose* apparaît plusieurs heures avant la rougeur de la caroncule et caractérise encore la réaction pendant sa période d'état, comme nous le verrons en étudiant son histologie pathologique.

Pour examiner la sécrétion conjonctivale, il suffit d'abaisser la paupière inférieure, de passer légèrement dans le cul-de-sac une pipette flambée qui aspire un peu de sécrétion par capillarité ; la gouttelette ainsi prélevée est étalée sur une lame porte-objet ; on la laisse sécher, on fixe à l'alcool absolu pendant 15 minutes, on colore et on examine avec l'objectif à immersion.

Contre-indications et inconvénients de l'ophtalmo-réaction. — 1° L'instillation de tuberculine doit être proscrite chez les individus porteurs de lésions ou de cicatrices d'un œil ou de ses annexes. Il faut s'abstenir de la pratiquer même sur un œil absolument sain si l'autre œil a été malade auparavant ou s'il est porteur de cicatrices.

2° Il est très imprudent de provoquer l'ophtalmo-réaction chez un individu atteint de blennorrhagie.

3° Elle est déconseillée chez les vieillards et chez les enfants à tendance scrofuleuse.

Les *accidents oculaires,* consécutifs à l'ophtalmo-réaction, qu'on a eu à enregistrer ont presque tous été causés

par défaut d'observation des contre-indications qui précèdent. Pourtant, il existe des observations d'accidents
oculaires (kératites, ulcérations, etc...) survenus au
cours de la réaction conjonctivale *en l'absence de toute
affection oculaire,* et de reviviscence spontanée de la
réaction, accompagnée ou non d'accidents.

Quelques auteurs ont noté une très légère élévation
de température pendant la réaction ; ce phénomène est
très rare et n'a jamais dépassé quelques dixièmes de
degré.

Quant aux quelques observations de tuberculeux
dont les lésions pulmonaires auraient subi une aggravation (1) du fait d'une instillation oculaire d'une goutte
de tuberculine précipitée en solution à 1 pour 100, il y a
lieu de les regarder comme une simple coïncidence, la
tuberculose évoluant souvent par poussées aiguës que
rien ne fait prévoir.

Un inconvénient d'un autre ordre et qui doit être
pris en considération est la possibilité que l'ophtalmo-
réaction donne au malade et à son entourage de lire trop
facilement un diagnostic qui peut produire un effet
moral préjudiciable à certains sujets.

Histologie pathologique de l'ophtalmo-réaction. — Les
auteurs qui ont étudié la cytologie de la sécrétion conjonctivale provoquée par l'ophtalmo-réaction sont d'accord pour constater, parmi les éléments cellulaires,

---

(1) R. Lautier. L'ophtalmo-diagnostic de la tuberculose en clinique.
Thèse, Bordeaux, 1908, p. 154.

la prédominance des leucocytes polynucléaires (1).

Récemment, MM. Stanculeanu et Milhail (2) ont étudié en même temps, d'une manière très complète, la cytologie de la sécrétion et l'histologie de la conjonctive au cours d'ophtalmo-réactions positives. Nous ne pourrions mieux faire, pour ce chapitre, que de résumer leur travail. Ces auteurs ont choisi quatre individus atteints de pleurésie séro-fibrineuse ; après instillation d'une goutte de tuberculine à 1 pour 100, ils leur ont fait successivement une biopsie du cul-de-sac conjonctival inférieur au bout de 7, 20, 32 et 56 heures. Ils ont examiné en même temps la sécrétion conjonctivale.

1° A la septième heure, l'examen clinique montrait une injection vasculaire de la conjonctive assez prononcée, du larmoiement sans sécrétion concrétée.

L'examen histologique de la biopsie permettait de constater de nombreuses cellules caliciformes dans les couches superficielles de l'épithélium de la conjonctive et de nombreuses cellules épithéliales avec une vacuole voisine du noyau dans les couches plus profondes (hypersécrétion de l'épithélium de la conjonctive). Le derme de la conjonctive présentait de l'œdème dans sa couche superficielle avec une infiltration de grands mononucléaires présentant presque tous une vacuole plus ou moins étendue (activité sécrétoire).

---

(1) SABRAZÈS. *Folia hematologica*, 1907, p. 814. — MONGOUR et BRANDEIS. *Bulletin méd.*, 6 nov. 1907. — SABRAZÈS et DUPÉRIÉ. *Gaz. hebd. des Sc. méd. de Bordeaux*, 21 juill. 1907. — LAFON et LAUTIER. *Id.*, 22 déc. 1907.

(2) G. STANCULEANU et D. MILHAIL. L'anatomie pathologique de l'ophtalmo-réaction. *Journ. de Physiol. et Path. gén.*, XII, p. 64, 15 janv. 1910.

L'examen cytologique de l'exsudat recueilli montrait des cellules épithéliales polymorphes de la conjonctive et de rares polynucléaires.

2° A la vingtième heure, le tableau clinique s'est accru d'une sécrétion concrétée formant une fine membrane adhérant par une de ses extrémités à la caroncule lacrymale, et, par l'autre, flottant librement dans le cul-de-sac conjonctival inférieur.

A l'examen histologique de la biopsie, l'épithélium se montre dans un état sécrétoire plus avancé. Des polynucléaires plus nombreux progressent vers la surface de la conjonctive. Dans le derme, on remarque un commencement de flux lymphocytaire ; de plus, les capillaires sanguins sous-épithéliaux contiennent de nombreux lymphocytes et quelques polynucléaires basophiles (mastzellen) qui émigrent dans le tissu conjonctif périvasculaire.

La sécrétion conjonctivale contient des polynucléaires en bien plus grand nombre qu'au moment du premier examen.

3° A la trente-deuxième heure, l'aspect clinique est identique au cas précédent.

L'examen de la biopsie montre l'apparence en éponge de l'épithélium et son infiltration diffuse par des polynucléaires. Le derme présente une grande infiltration de lymphocytes ; les capillaires lymphatiques sont très visibles ; les mastzellen avancent jusque sous l'épithélium.

La sécrétion contient de très nombreux polynucléaires.

4° Au bout de 56 heures, la sécrétion conjonctivale a diminué. Il y a encore une petite sécrétion concrétée irrégulièrement dans le cul-de-sac conjonctival inférieur.

L'examen histologique du fragment excisé fait voir, dans la couche épithéliale, de nombreuses cavités pleines de polynucléaires ; certains d'entre eux sont en dégénérescence et se présentent sous l'aspect de granulations de différentes grosseurs. Le derme n'est plus infiltré de lymphocytes, mais il montre dans toute sa partie superficielle, une infiltration diffuse de polynucléaires et de mastzellen.

La sécrétion conjonctivale est composée de cellules épithéliales dégénérées et de très nombreux polynucléaires.

Ces examens histologiques ont amené les auteurs à l'interprétation suivante : l'instillation de tuberculine à 1 pour 100 sur la conjonctive de tuberculeux produit une *action spécifique* sur chacune des deux couches de la conjonctive. Sur l'épithélium, elle détermine une exagération de la sécrétion. Le liquide sécrété exerce une attraction sur les polynucléaires. Seuls, ceux-ci, en effet, passent en masse pour infiltrer l'épithélium où une partie de ces polynucléaires est digérée par le même liquide sécrété ; l'autre partie échappe à cette action digestive, sort à la surface de l'épithélium, tombe dans le cul-de-sac inférieur et constitue la sécrétion concrétée.

Dans le derme de la conjonctive, la tuberculine détermine une action excitante sur les grands mononucléaires ; ceux-ci produisent une sécrétion qui attire un flux lymphocytaire ; ce flux est d'une durée beaucoup plus courte que le flux polynucléaire de l'épithélium. Le rôle des mastzellen est plus difficile à interpréter ; ils semblent attirés, eux aussi, par les grands mononucléaires situés sous l'épithélium et par la sécrétion spéciale de l'épithélium.

Avantages que présentent, au point de vue pratique, les réactions locales sur la sous-cuti-réaction. — A l'inverse de l'injection de tuberculine, les réactions locales ne provoquent pas d'élévation de température (sauf quelques très rares exceptions) ni de phénomènes généraux. On peut les pratiquer chez les fébricitants.

Elles n'ont pas d'influence fâcheuse sur les lésions organiques. Elles sont effectuées sans danger dans la plupart des cas où l'injection de tuberculine est contre-indiquée (hémoptysies, néphrites, maladies du système nerveux, etc.). Enfin, elles ne nécessitent pas l'alitement du sujet éprouvé.

Emploi simultané ou successif des différentes réactions à la tuberculine.

Lorsqu'on désire, pour éclairer un diagnostic, associer plusieurs réactions tuberculiniques, il est utile de se rappeler les faits suivants établis par les auteurs les plus compétents :

1° Les réactions locales peuvent être pratiquées

simultanément ou successivement sans influence réciproque.

2° Une réaction générale positive entrave une autre réaction générale pendant un délai variable de 2 à 4 semaines et parfois davantage.

3° L'injection sous-cutanée, pratiquée *en même temps* que les réactions locales :

empêche l'évolution de l'intradermo-réaction ;

empêche, diminue ou retarde la cuti-réaction ;

n'empêche *pas* l'ophtalmo-réaction ;

4° L'injection sous-cutanée pratiquée *avant* les réactions locales :

empêche l'intradermo-réaction pendant 2 à 3 jours ;

empêche la cuti-réaction pendant le même temps ;

n'empêche pas l'ophtalmo-réaction.

5° Les réactions locales n'ont pas d'influence sur la sous-cuti-réaction. Pourtant il y a des cas où, chez des bovidés, l'intradermo-réaction aurait empêché une réaction générale postérieure (1). L'action empêchante de la réaction générale a été expliquée par les expérimentations de MM. Calmette, Breton et Petit, d'après lesquelles les réactions à la tuberculine sont positives lorsque l'organisme est sensibilisé par une faible dose de tuberculine, mais ne se produisent plus quand l'organisme en est saturé (2). Ce dernier phénomène se trouve réalisé par l'injection sous-cutanée qui fait pénétrer dans l'organisme une quantité de tuberculine rela-

(1) J. Lignières. *Bull. Soc. centr. méd. vétér.*, 30 avril 1909.

(2) A. Calmette, M. Breton, L, Petit. *Soc. de Biol.*, 12 oct. 1907.

tivement considérable ; on s'explique que cette dose de tuberculine, massive si on la compare à celles qu'on utilise dans les réactions locales, entrave plus ou moins l'évolution de ces dernières, quand elles sont recherchées en même temps ou après l'injection sous-cutanée. Seule, l'ophtalmo-réaction fait exception à cette règle ; cette propriété lui permet de *confirmer le résultat d'une injection sous-cutanée antérieure.*

6° Lorsqu'on veut provoquer une réaction générale après des réactions locales qui s'étaient montrées positives, ces dernières réapparaissent sous l'influence de l'injection de tuberculine. Ce phénomène de *reviviscence* peut se produire encore plusieurs semaines après les réactions locales primitives. Nous l'étudierons plus loin au point de vue clinique.

CHAPITRE III

SPÉCIFICITÉ DES RÉACTIONS TUBERCULINIQUES .

La spécificité biologique de la tuberculine ne fait plus de doute depuis que Wassermann et Bruck ont, à l'aide de la méthode de Bordet et Gengou, démontré l'existence d'un anticorps de la tuberculine dans les extraits d'organes tuberculeux et dans le sérum des sujets tuberculinisés (1). Depuis cette découverte, de très nombreux chercheurs ont trouvé des anticorps dans le sérum des tuberculeux.

Le monde scientifique admet aujourd'hui la spécificité de la réaction générale. Mais il n'en est pas de même pour la spécificité des réactions locales que différents auteurs ont mise en doute. Et pourtant, que ces réactions soient générales ou locales, elles sont toujours des manifestations de l'hypersensibilité spécifique des tuberculeux. La réaction qui a lieu après une injection souscutanée de tuberculine est de même nature que la réaction produite par la méthode cutanée ou conjonctivale. Il n'existe entre elles que des différences d'inten-

____

(1) WASSERMANN et BRUCK. *Deutsche Med. Woch.*, n° 12, 1906 et *Münch. Med. Woch.*, n° 46, 1906.

sité qui ont pour cause l'emploi de doses plus ou moins fortes et les conditions de résorption de la tuberculine qui diffèrent suivant le procédé employé.

A propos de la spécificité des réactions tuberculiniques, citons quelques expériences typiques.

Expériences de M. Moussu (1). — Ce savant introduit par laparotomie dans la cavité abdominale d'animaux sains des bougies soigneusement obturées, chargées à l'intérieur de cultures tuberculeuses virulentes. Les injections de tuberculine ne donnent d'abord aucune réaction, mais, au bout de 1 à 3 mois, les animaux réagissent comme s'ils étaient tuberculeux. Si l'on enlève les cultures, ils ne réagissent plus, au bout d'un certain temps, à une nouvelle tuberculination.

Expériences de MM. A. Calmette, M. Breton et L. Petit (2). — « 1° Des lapins indemnes de tuberculose (l'autopsie ultérieure l'a démontré) reçoivent chacun dans la veine marginale de l'oreille une dose variable de tuberculine : 2 milligrammes, 5 milligrammes, 1 centigramme (tuberculine sèche, précipitée par l'alcool et redissoute dans l'eau salée physiologique). Seize heures après, on instille dans l'un des yeux une goutte de solution de tuberculine à 1 pour 100. Déjà après 3 heures, on constate une injection vasculaire de la conjonctive, surtout localisée à l'angle interne de l'œil et à la membrane clignotante. Cette réaction, très manifeste quand

____

(1) Moussu. *Recueil de Méd. Vét.*, 15 nov. et 15 déc. 1907.
(2) A. Calmette, M. Breton et L. Petit. *Soc. de Biologie*, 12 oct. 1907.

on examine comparativement l'œil non instillé, s'accuse seulement pendant 2 ou 3 heures, puis disparaît.

Quarante-huit heures plus tard, les mêmes lapins, instillés de nouveau dans l'autre œil, réagissent les uns faiblement et tardivement (après 6 ou 12 heures), les autres pas du tout.

Le troisième jour aucun ne présente de réaction. Chaque fois, des témoins n'ayant pas reçu de tuberculine dans les veines sont éprouvés et n'accusent aucune rougeur conjonctivale.

« 2° D'autres lapins reçoivent, toujours en injection intraveineuse, 5, 10, 15 ou 20 centigrammes de tuberculine, doses ordinairement mortelles ; mais la survie, dépassant vingt-quatre heures, est assez longue pour que nous puissions constater les résultats d'une instillation faite dans l'un des yeux seize heures après. Ceux qui ont reçu 5 centigrammes réagissent faiblement ; chez tous les autres, la réaction est négative.

« Ces faits expérimentaux montrent que la réaction locale à la tuberculine apparaît lorsque l'organisme est sensibilisé par des doses faibles de poison, mais qu'elle ne se produit plus lorsque l'organisme en est saturé.

« 3° Des lapins adultes ingèrent chacun en un seul repas, des doses variables de tuberculine : 1 centigramme, 5 centigrammes, 1 décigramme. Soumis douze heures après à l'ophtalmo-réaction, ils réagissent faiblement et tardivement (maximum à la dix-huitième heure). Deux jours plus tard, ils cessent de réagir. La tuberculine absorbée par voie digestive est donc capable de sensibiliser l'organisme sain. »

Les résultats sont identiques lorsqu'on injecte aux animaux des bacilles tuberculeux.

MM. Calmette, Breton et Petit (1) inoculent des lapins adultes, dans la veine marginale de l'oreille, avec 1 centimètre cube d'une émulsion fine de bacilles tuberculeux bovins. Ils sont successivement éprouvés toutes les 24 heures par une instillation de tuberculine dans l'œil. L'ophtalmo-réaction apparaît légère dès le troisième jour, puis elle augmente d'intensité. Enfin elle cesse de se manifester après 15 à 18 jours, au moment où la perte de poids indique que les lésions tuberculeuses sont déjà très étendues. Le même phénomène se produit chez l'homme tuberculeux.

H. Wildholz (2), après n'avoir obtenu aucune réaction chez 20 lapins neufs, les inocule par les voies urinaires avec des bacilles d'origine humaine et bovine. Huit à dix semaines après, 19 lapins réagissent positivement à la cuti-réaction et à l'ophtalmo-réaction.

G. Moussu et Ch. Mantoux obtiennent une intradermo-réaction positive chez tous les bovins, les porcs et les chèvres qu'ils avaient rendus tuberculeux artificiellement.

Nous n'énumérerons pas ici la quantité considérable de faits qui sont en faveur de la spécificité des réactions tuberculiniques. Disons maintenant quelques mots des expérimentations établies pour contester leur spécificité.

---

(1) L. Petit. De l'ophtalmo-réaction. *Thèse*, Lille, 1907.
(2) H. Wildholz. *Berl. Klin. Woch*, 16 mars 1908.

Fernand Arloing (1) obtient, chez des animaux tuberculisés, des cuti-réactions qu'il trouve tout à fait insuffisantes et qu'il considère comme négatives, bien qu'il observe, plus ou moins prononcées, une rougeur légère, de l'infiltration dermo-épidermique, de la tuméfaction des bords de la plaie et quelques croûtelles. Vallée (2) avait obtenu, au contraire, des cuti-réactions toujours très nettes chez des animaux tuberculisés. Mais la technique de Vallée et celle de F. Arloing étaient différentes et leurs animaux n'avaient pas été infectés de la même façon.

En ce qui concerne l'ophtalmo-réaction, Fernand Arloing pense qu'il suffit que les sujets soient imprégnés et sensibilisés antérieurement par une toxine vaso-dilatatrice quelconque, la tuberculine étant un poison vaso-dilatateur. Nous ne croyons pas utile de reproduire ici ses expérimentations (3) qui ont été déjà insérées dans tous les ouvrages sur l'ophtalmoréaction. Aux quelques lapins et chevaux que F. Arloing a sensibilisés par les toxines éberthienne, diphtérique, staphylococcique, ou tétanique chez lesquels il a constaté une ophtalmo-réaction à la tuberculine plus ou moins évidente, Calmette et Guérin (4) opposent leurs résultats toujours négatifs : des séries de lapins sensibilisés par les toxines staphylococcique, strepto-

---

(1) Fernand ARLOING. *Soc. de Biol.*, 22 juin, 27 juill., 23 nov, 1907.
(2) VALLÉE. *Soc. de Biol.*, 6 juill. 1907.
(3) F. ARLOING. *Soc. de Biol.*, 25 janv. et 2 mai 1908.
(4) A. CALMETTE et C. GUÉRIN. *Soc. de Biol.*, 23 mai 1908.

coccique, diphtérique, tétanique et pesteuse, 23 chevaux dont 16 immunisés ou en cours d'immunisation contre la diphtérie ou le tétanos et 7 chevaux neufs n'ont pas réagi à l'instillation de tuberculine.

Pourtant, en ce qui concerne l'infection éberthienne, les auteurs ont constaté une rougeur très manifeste de l'œil chez plusieurs lapins qui avaient reçu, 24 heures auparavant, une inoculation intraveineuse de 1 centimètre cube de culture en bouillon de bacilles typhiques âgée de 48 heures. « Toutefois cette rougeur n'est pas constante : elle apparaît, accompagnée d'un peu de larmoiement, chez les deux tiers des animaux inoculés et avec un aspect différent de celle que présentent les lapins infectés de tuberculose ou imprégnés de tuberculine par une injection intraveineuse préalable. Chez ces derniers la caroncule prend une couleur lie de vin très caractéristique. »

En résumé, pour les auteurs qui ont expérimenté dans de bonnes conditions, les réactions à la tuberculine, quelles qu'elles soient, ont, chez les animaux, une netteté et une durée qui ne permettent pas de les confondre avec les phénomènes insignifiants et fugaces obtenus parfois chez des sujets sains.

C'est dans leur spécificité en *clinique* que réside tout l'intérêt des réactions à la tuberculine. A ce propos, nous pensons utile de rappeler avant tout des principes qui résultent d'innombrables expérimentations et observations cliniques :

1° Il arrive fréquemment que les sujets cachectiques,

les porteurs de cavernes pulmonaires, les malades
atteints de tuberculose généralisée, miliaire aiguë ou à
foyers multiples de caséification, et ceux qui sont soumis
à la tuberculinothérapie, ne réagissent pas à la tuberculine.

2° Les malades qui présentent un exanthème (scarlatine, rougeole, variole) ne réagissent pas aux méthodes cutanées.

3° Certains sujets présentent une réaction positive
alors que l'autopsie ne laisse pas découvrir de lésions
macroscopiques. D'après un grand nombre d'auteurs
(S. Arloing (1), M. Letulle, Bang, Jöhne, Schutz,
Jousset, Vallée et Petit...) cette absence de tubercules
visibles ne prouve pas que le sujet ne soit pas tuberculeux ; dans bien des cas, l'examen microscopique ou
l'inoculation au cobaye corrobore le résultat de la réaction tuberculinique.

Les résultats obtenus en médecine vétérinaire,
surtout chez les bovins, présentent un grand intérêt,
parce que ces animaux réagissent à la tuberculine de la
même façon que l'homme. Or la spécificité de celle-ci
a été affirmée par les savants les plus compétents, qu'ils
l'emploient en injection sous-cutanée ou en réactions
locales. Parmi 124 bovins qui avaient donné une réaction positive à l'injection de tuberculine, Nocard en
trouve un seul dont l'autopsie ne montre pas de lésions
macroscopiques.

---

(1) S. Arloing et Thévenot. *Acad. des Sciences*, 16 mars 1908.

G. Moussu et Ch. Mantoux (1), sur 36 bœufs de travail qu'ils éprouvent par l'intradermo-réaction, ne rencontrent qu'un animal qui réagit ; il est reconnu tuberculeux à l'autopsie ; il avait, quelques années auparavant, cohabité avec des bœufs tuberculeux. 6 des 35 autres bœufs, réformés pour usure, sont abattus pour la boucherie ; aucun ne présente de lésions tuberculeuses.

Römer, R. Kraus, R. Volk (2) ont observé que chez le cobaye sain l'injection intradermique de 2 centigrammes de AT (tuberculine ancienne) ne produit aucune réaction, ou ne donne qu'une petite papule rouge qui disparaît après 1 ou 2 jours. Par contre, chez le cobaye tuberculeux, la même injection donne lieu à une réaction nette après 24 à 48 heures.

Vallée, Lignières, Klimmer et Kiessig (3), Voltz (4), Trotter (5), etc... essayant l'ophtalmo-réaction sur des troupeaux de bovins, la trouvent toujours d'accord, à quelques rares exceptions près, avec le résultat de l'autopsie.

En pathologie *humaine,* on n'a plus à démontrer la

(1) G. Moussu et Ch. Mantoux. *Bull. Soc. cent. de méd. vétérinaire,* 15 oct. 1908.

(2) R. Kraus et R. Volk. *Zeitschr. f. Immunitätsf.,* t. VI, p. 683-93, 13 août 1910.

(3) M. Klimmer et W. Kiessig. *Monatshefte für Tierheilk.,* t. XX, f. 3, p. 97.

(4) Voltz, *Münch. tierärzt. Wochensch.,* 2 mars 1909.

(5) Trotter. *The Journ. of Comparat. Path. and Therap.,* juin 1908.

spécificité de la réaction générale ; les dermatologistes ont même constaté la réaction à distance des tissus tuberculeux après une injection de tuberculine. Mais les réactions locales ne jouissent pas de la même considération, et, à côté des statistiques innombrables qui sont en faveur de leur spécificité, certaines publications tendent à la contester.

Dans ses recherches sur la cuti-réaction, Entz (1) trouve que parmi les enfants tuberculeux, 68,4 pour 100 réagissent à la tuberculine, 43,1 pour 100 à la toxine diphtérique, 36,8 pour 100 à la toxine paratyphique.

Ces réactions de tuberculeux aux autres toxines que la tuberculine n'autorisent pas à conclure que la cuti-réaction, qui, d'après la théorie de l'allergie de Von Pirquet, suppose l'imprégnation antérieure de l'organisme par la toxine du bacille tuberculeux, puisse se produire chez les individus non tuberculisés.

Schick (2) aussi a obtenu, chez le nourrisson sain, des cuti-réactions positives à la toxine diphtérique en se servant d'une « forte dose » (La cuti-réaction diphtérique se distingue de la cuti-réaction tuberculinique par une vésicule purulente au centre de l'élément éruptif papuleux). Mais, comme pour la tuberculine, le nourrisson ne réagit pas à une dose faible de toxine diphtérique. Il n'est donc plus question ici de spécificité ; la cuti-réaction devient une réaction toxique ou irritative.

---

(1) Entz. *Wien. Klin Woch.*, n° 12, p. 379, 1908.
(2) Schick. Kutanreaktion bei Impfung Diphterietoxin. *Münch. Med. Woch.*, n° 18, p. 504, 10 mars 1908.

Différents auteurs seraient arrivés à reproduire des cuti-réactions atténuées mais typiques, en se servant de pommades à la lanoline (Moro) auxquelles ils mélangeaient des substances irritantes.

A ces résultats peuvent être opposées les recherches de Dufour et Bruslé qui, faisant, chez des tuberculeux, des scarifications les unes avec de la tuberculine, les autres avec de la glycérine, n'obtiennent de cuti-réactions qu'avec la tuberculine ; celles de Ferrand et Lemaire (1) qui opèrent sur 350 enfants en se servant d'acides formique et acétique, de glycérine stérilisée, de glycérine phéniquée ou sublimée au dixième et au cinquième ; avec ces dernières seulement, ils obtiennent quelques légères rougeurs passagères qui n'ont rien de commun avec la cuti-réaction à la tuberculine.

Ch. Mantoux fait remarquer à ce sujet que des enfants qui n'ont pas réagi à une injection intradermique de 1 centième de milligramme de tuberculine et qui peuvent être considérés comme vierges de tuberculose, réagissent à une dose cinquante fois plus forte ($1/2$ milligramme $= 1/20^e$ de centimètre cube à 1 pour 100) ; mais c'est une réaction irritative précoce, presque complètement effacée au bout de 48 heures, facile à distinguer de la réaction allergique tardive seule spécifique (2).

Un autre argument a été tiré de la fréquence des réactions tuberculiniques positives chez les malades

---

(1) Marcel FERRAND et Jules LEMAIRE. *Presse méd.*, 28 sept. 1907.
(2) Ch. MANTOUX. *Soc. de Biol.*, t. LXVI, p. 436, 23 oct. 1909.

atteints de *dermatoses,* de *syphilis* ou de *fièvre typhoïde*. Nous avons vu que F. Arloing a fait des recherches expérimentales à ce point de vue. Sa théorie ramène les réactions tuberculiniques locales à un phénomène vaso-moteur qui peut se produire chez tous les sujets dont les centres nerveux vaso-dilatateurs sont sensibilisés par une intoxication quelconque.

Reprenant cette hypothèse, H. Gaehlinger (1), sur 122 sujets non tuberculeux, en trouve 58, soit 47,5 pour 100 qui présentent une cuti-réaction positive ; sur 184 malades atteints de dermatoses de nature non tuberculeuse, il en trouve 96 qui réagissent, soit 52 pour 100. L'écart qui existe entre les deux proportions centésimales (4,5 pour 100) ne semble pas être suffisant pour servir d'argument contre la spécificité de la cuti-réaction.

Chez les malades atteints de dermatoses aiguës de la série des érythèmes Thibierge et Gastinel (2) parviennent au moyen d'incitations locales diverses (intra-dermo-réaction, injections intradermiques de sérums antidiphtérique, antitétanique et d'eau salée physiologique) à reproduire le type dermographique de l'éruption. Mais ces réactions ne sont pas superposables à l'intradermo-réaction qu'on obtient chez un tuberculeux. Il existe entre elles, dans leur évolution, un caractère distinctif très net : les réactions qu'on observe dans les érythèmes apparaissent presque aussitôt et

---

(1) H. GAEHLINGER. Spécificité des réactions cutanées à la tuberculine. *Thèse,* Lille, 1909.

(2) THIBIERGE et GASTINEL. *Soc. Méd. des Hôp.,* avril 1909.

disparaissent au bout de très peu de temps (1); l'intradermo-réaction, chez les tuberculeux, est plus tardive
et de plus longue durée.

MM. Chauffard et Troisier (2) ayant reproduit avec
de la tuberculine des nodules typiques d'érythème noueux
chez une malade atteinte de cette affection, n'ont obtenu
chez elle qu'un peu de rougeur des téguments en se
servant de toxine typhique. Avec plusieurs syphiligra-
phes qui ont vu des injections minimes de tuberculine
réactiver des érythèmes noueux, et du sang de malades
atteints de cette dermatose tuberculiner des cobayes,
on peut se demander si l'érythème noueux n'est pas de
nature tuberculeuse, comme le sont plusieurs affections
cutanées dont l'origine était restée longtemps incer-
taine.

D'autre part, Bandler, de Beurmann, Gougerot, Bonnet et Bérard, Nicolas et Gauthier, trouvent les réactions
tuberculiniques positives dans tous les cas de lupus
(excepté quand les lésions sont trop étendues et quand
le malade est cachectique).

Les *syphilitiques*, chez lesquels H. Gaehlinger essaye
la cuti-réaction, sembleraient donner plus de valeur à
son hypothèse : sur 92 syphilitiques (67 en période
secondaire, 14 en période primaire, 11 en période ter-
tiaire), 57, soit 61,9 pour 100 réagissent. Pourtant ce
chiffre reste encore inférieur au chiffre moyen de cuti-

(1) C. Crozet. Des réactions cutanées consécutives à l'injection intradermique de tuberculine et de divers autres sérums dans les dermatoses de la
série des érythèmes. *Thèse*, Paris, 1909.
(2) Chauffard et Troisier. *Soc. Méd. des Hôpit.*, 15 janv. 1909.

réactions positives obtenues chez les adultes sains en apparence (70 à 90 pour 100).

F. Arloing recherchant l'ophtalmo-réaction sur 10 syphilitiques, la trouve positive 6 fois chez des syphilitiques en période secondaire.

Mais, d'autre part, en relevant les chiffres donnés par Bonnet, L. Petit, R. Lautier, Haladjian, nous voyons 33 syphilitiques, dont 19 en pleine activité de période secondaire, donner 3 ophtalmo-réactions positives, soit seulement 0,9 pour 100. C'est là une proportion bien faible, si on la compare au nombre moyen de réactions positives trouvé par la grande majorité des auteurs, chez les individus cliniquement non tuberculeux, et qui est de 15,8 pour 100 comme nous le verrons.

Pour la *fièvre typhoïde,* nous avons relevé dans les travaux de Woll-Eisner, Kraus, Cohn, R. Dufour, L. Petit, Fourmentin, etc..., 105 cas parmi lesquels 45, soit *42,8 pour 100,* ont eu une ophtalmo-réaction positive. A ce propos, M. Calmette écrit : « Chez les malades atteints de fièvre typhoïde, la rougeur conjonctivale qu'ils présentent fréquemment à la suite de l'instillation de tuberculine est toujours précoce et fugace. Elle ne ressemble en aucune manière aux réactions conjonctivales, surtout caronculaires, accompagnées d'exsudation fibrineuse, et plus ou moins persistantes, que manifestent les tuberculeux avérés. Il importe de se rappeler à ce sujet qu'au cours de la fièvre typhoïde le sérum acquiert chez 75 pour 100 des malades (d'après S. Arloing et J. Courmont) la propriété d'agglutiner le bacille de Koch à un degré aussi élevé que les sérums

de tuberculeux. Marini trouvait la séro-réaction positive
vis-à-vis du même bacille de Koch chez 45 pour 100 des
typhiques indemnes de toute tare tuberculeuse. C'est
donc que l'infection éberthienne provoque d ans l'organisme la formation d'agglutinines capables d'agglutiner
à la fois le bacille d'Eberth et le bacille de Koch, et
d'anticorps susceptibles de se combiner à la tuberculine » (1).

Les lépreux, souvent, réagissent à l'injection sous-
cutanée de tuberculine et présentent fréquemment une
ophtalmo-réaction positive ; mais, ainsi que l'indique
Babès (2), cette ophtalmo-réaction diffère de celle des
tuberculeux : plus tardive, de plus longue durée, souvent elle n'apparaît qu'après plusieurs instillations.
Pour Arning et Brieger, une ophtalmo-réaction vraiment positive chez les lépreux est due à une tuberculose
associée. Stanculéanu, Slatinéano et Danielopolu (3)
sont du même avis ; des lépreux qui présentaient des
lépromes sur la conjonctive n'ont pas réagi à l'instillation de tuberculine, et les lépromes n'ont pas été modifiés. Lorsque l'injection de tuberculine provoque une
réaction générale, celle-ci n'est pas accompagnée de
réaction locale. Enfin, les auteurs, en employant de la
tuberculine comme antigène, n'obtinrent une fixation
de l'alexine (réaction de Bordet-Gengou) qu'avec le .

---

(1) CALMETTE et GUÉRIN. *Soc. de Biol.*, 23 mai 1908.

(2) V. BABÈS. *Réun. Biol. de Bucarest* 10 mars 1909, in *C. R. Soc. de
Biol.*, t. LXVI, p. 641.

(3) STANCULÉANU et DANIELOPOLU. SLATINÉANO et DANIELOPOLU. *Soc. de
Biol.*, 5 et 17 nov., 3 déc. 1908 ; 18 juin 1909.

sérum des lépreux qui réagirent à la tuberculine.

Baur, qui constata l'ophtalmo-réaction chez les malades qui présentaient de l'ictère, pensa que les pigments biliaires, vaso-dilatateurs, en étaient la cause ; mais cette hypothèse n'a pas été confirmée par les expériences de Villaret et Herscher.

D'autres arguments contre la spécificité ont été tirés de ce fait qu'un grand nombre de sujets cliniquement sains réagissaient à la tuberculine, Les chiffres donnés sur cette question par les divers auteurs varient dans des proportions considérables ; quelques-uns dépassent de beaucoup la moyenne ; ainsi, les sujets cliniquement indemnes de tuberculose réagissent dans la proportion de 61 pour 100 pour Franz, 80 pour 100 pour Souques et Cawadias, à l'injection sous-cutanée. L'on peut se demander, si, dans certains cas, la tuberculine (presque toujours de la tuberculine ancienne de Koch) n'a pas été employée à une dose trop élevée. D'autre part, il faut songer que dans certains milieux hospitaliers, les adultes présentent une grande proportion de tuberculoses latentes ou guéries insoupçonnables à l'auscultation, et qui ne sont découvertes qu'à l'autopsie : Naegeli en trouve 97 pour 100, Seblenkter 66 pour 100, Burckhardt 91 pour 100, Schang 94 pour 100, Letulle 53 pour 100 seulement ; mais dans ce chiffre ne sont pas comptés les nombreux cas suspects à l'œil nu, chez lesquels « le microscope a souvent démontré qu'il s'agissait bien là de lésions tuberculeuses le plus souvent éteintes, guéries au sens anatomo-pathologique du mot ». C'est ce qui explique la fréquence de la cuti-réaction et de l'intradermo-réaction, qui, comme nous le verrons, peuvent déceler ces tuberculoses latentes ou guéries. Aussi, Von Pirquet a-t-il prévenu que sa réaction n'avait de valeur diagnostique que chez les jeunes enfants au-dessous de deux ans. Les enfants ont en effet d'autant plus de chanches d'avoir été contaminés par le bacille de Koch, qu'ils sont plus âgés, et, partant, de réagir à la cuti-réaction. L'on peut alors s'étonner que des auteurs, pour contester la spécificité de cette méthode, se basent sur cette facilité avec laquelle les adultes réagissent.

Tout récemment encore, MM. Comby, Marfan et Guinon (1) ont relaté des faits qui sont tout en faveur de la spécificité de la cuti-réation. Eprouvant à la tuberculine brute *plusieurs milliers* de nourrissons, ces auteurs ont constamment trouvé des lésions tuberculeuses à l'autopsie quand la réaction avait été positive. Ils n'ont relevé que quatre contradictions : M. Guinon vit une fois la cuti-réaction positive sans pouvoir trouver de tuberculose à l'autopsie ; M. Marfan constata trois faits semblables avec cette restriction que la réaction avait été anormale (tache violacée, livide, non saillante). Malheureusement, dans aucun de ces cas, on n'a procédé à l'inoculation des ganglions de ces enfants au cobaye, de sorte que ces observations négatives n'ont aucune valeur.

Les quelques discordances qu'on a relevées en cli-

------

(1) *Ass. fr. de Pédiatrie*, Paris, 6 et 7 oct. 1911, in *Bull. Méd.*, 18 oct. 1911.

nique entre les différentes réactions à la tuberculine
ont fait aussi douter parfois de leur valeur. Ces discordances sont pourtant logiquement explicables, chaque
réaction présentant une sensibilité différente : certaine
peut avoir lieu lorsqu'on est en présence d'un foyer
depuis longtemps éteint ou même d'un simple ganglion
bien difficile à découvrir à l'autopsie, seul vestige d'une
tuberculose ancienne ; une autre, au contraire, n'est
positive qu'en présence de lésions en évolution, et négative dans le cas précédent. Il n'est donc pas possible
d'exiger de ces différentes réactions des résultats toujours identiques.

Enfin, la spécificité peut paraître en défaut alors
qu'il faut incriminer bien souvent une des causes d'erreur suivantes :

1° Une faute de technique.

2° L'emploi d'une dose de tuberculine trop considérable ou trop minime.

3° L'action empêchante que présentent certaines
réactions vis-à-vis de certaines autres.

4° La rapidité avec laquelle apparaissent ou disparaissent des réactions franchement positives chez des
sujets doués d'une plus ou moins grande sensibilité ou
déjà éprouvés à la tuberculine ; ces réactions peuvent
passer inaperçues.

Nous avons décrit plus haut l'aspect *histologique*
propre à chacune des réactions tuberculiniques ; d'après
tous les auteurs qui l'ont étudié, il ne peut être obtenu
par une autre substance que la tuberculine. Nous ver-

rons, d'autre part, que les *autopsies* sont, en proportion considérable, concordantes avec le résultat des réactions à la tuberculine. Ce sont encore des éléments, et non des moindres, en faveur de leur spécificité.

CHAPITRE IV

VALEUR DES RÉACTIONS TUBERCULINIQUES EN CLINIQUE

L'étude qui va suivre essaiera de mettre au point la valeur des réactions tuberculiniques et d'indiquer la mesure où elles sont capables d'aider la clinique quand le diagnostic reste hésitant.

Rappelons d'abord que les observations cliniques et les expérimentations sur les animaux ont établi les faits suivants : ces réactions sont souvent négatives quand on les recherche chez des sujets atteints de cachexie, de tuberculose aiguë généralisée, ou de tuberculose chronique cachectisante, ainsi que chez les individus soumis à un traitement par la tuberculine.

Sont-ce des antituberculines qui, en circulant dans le sang, s'emparent de la tuberculine, empêchent par conséquent celle-ci de pénétrer dans les foyers tuberculeux et font perdre à l'organisme la faculté de réagir à l'introduction sous-cutanée ou cutanée de tuberculine ? Cette hypothèse de la neutralisation de l'antigène par les anticorps, dans le sang, avant que l'antigène ait pu parvenir au foyer tuberculeux, paraît avoir été vérifiée par Ludke (1) et par Bauer (2). Ces auteurs ont pu établir, par la méthode de Bordet-Gengou, que l'organisme réagissait à la tuberculine tant qu'on ne trouvait pas d'anticorps dans le sérum ; par contre, les réactions tuberculiniques diminuaient d'intensité et ne se produisaient plus à mesure qu'apparaissaient des anticorps.

Les réactions locales à la tuberculine peuvent encore être négatives chez les malades atteints de méningite tuberculeuse, chez les tuberculeux présentant une affection aiguë fébrile ou une affection à localisation cutanée (rougeole, scarlatine, variole, vaccine).

Ces constatations ne doivent pas faire croire à l'infériorité de telle ou telle méthode ; il suffit de ne pas les ignorer.

I. — Réaction générale.

La réaction générale consécutive à l'injection de tuberculine est un procédé très fidèle et dont la valeur n'est plus contestée pour déceler la tuberculose. Mais nous avons vu, en parlant de sa spécificité, qu'un grand nombre de sujets cliniquement sains réagissaient à l'injection de tuberculine ; que ce nombre correspondait parfaitement au pourcentage très élevé des sujets chez lesquels le clinicien n'avait pu diagnostiquer la tuber-

---

(1) Ludke. *Münch. Med. Woch.*, 1908, n°s 15, 16 ot 27. — *Beiträge z. Klinik d. Tuberk.*, Bd. VII, h. 1.

(2) Bauer. *Verh. d. ges. f. Kinderheilk.*, *Kölner Naturforscher Vers.*, 1908.

culose pendant la vie mais qui présentaient à l'autopsie quelque foyer tuberculeux éteint.

La réaction générale est, par conséquent, un procédé trop sensible ; elle décèle aussi bien les tuberculoses latentes ou guéries en apparence que les lésions en évolution. Sa valeur pour le diagnostic clinique est donc restreinte.

Cependant, lorsqu'elle est positive chez un sujet reconnu suspect par les procédés cliniques, elle donne de grandes probabilités en faveur d'une tuberculose au début. Si, au contraire, elle est trouvée négative à deux ou trois reprises, on peut presque sûrement écarter le diagnostic de tuberculose.

Cette méthode par injection sous-cutanée n'est pas recommandée pour les enfants parce que ceux-ci sont très sensibles à la tuberculine. D'autre part les jeunes enfants présentent souvent, pour les raisons les plus diverses, de légères élévations de température qui rendent très délicate l'appréciation de la réaction.

Néanmoins, des savants allemands la pratiquent chez les enfants. Bauer et Engel (1) ont même cherché à obtenir d'elle des données sur le caractère, l'étendue et le pronostic de la tuberculose.

D'après ces auteurs, les tuberculoses latentes, ganglionnaires et osseuses réagissent une fois, faiblement, à l'injection d'une dose minime ; en répétant la même dose, la réaction diminue, et, après quelques injections, elle ne se produit plus.

---

(1) BAUER et ENGEL. *Beiträge z. Klinik der Tuberk.*, Bd. XIII, Heft 3.

Lorsque, au contraire, la faculté de réagir ne disparaît pas après la cinquième ou la sixième injection d'une faible dose, et que l'enfant continue à présenter chaque fois une légère élévation de température, il s'agirait d'affections pulmonaires peu étendues et non progressives.

Enfin, les enfants qui présentent de très fortes réactions pour des doses très minimes de tuberculine seraient atteints de lésions pulmonaires assez étendues et en évolution.

Les dangers possibles de la réaction générale et de la réaction de foyer ne permettent pas de recommander cette méthode sous-cutanée.

C'est pourtant en cette réaction de foyer que consiste sa supériorité sur les réactions purement locales. Il y a souvent intérêt à être fixé sur la localisation des lésions tuberculeuses. Mais ce peut être au prix d'une aggravation de ces lésions.

Aussi l'injection de tuberculine ne doit-elle être pratiquée qu'en dernier ressort, lorsque toutes les autres méthodes n'auront pu orienter le diagnostic, et qu'il sera nécessaire de produire une *réaction de foyer* pour affirmer l'existence d'une lésion, la localiser, et commencer aussitôt le traitement approprié. Ces circonstances se présenteront dans certains cas de tuberculoses chirurgicales et dans certaines lésions de la peau et des muqueuses. Autrement, le clinicien pourra s'adresser avec avantage aux procédés de réactions locales qui lui donneront bien souvent des indications suffisantes

II. — Cuti-réaction.

De tous les travaux que nous avons pu consulter et de nos constatations personnelles, il résulte que, plus l'enfant est avancé en âge, plus il réagit fréquemment à la cuti-réaction de Von Pirquet, de sorte que, chez l'adulte, on obtient une proportion extrêmement élevée de réactions positives.

Le nourrisson présente exceptionnellement une cuti-réaction positive ; mais, quand il réagit, c'est un signe presque certain de tuberculose. M. Morquio n'a trouvé que 4 réactions positives parmi 224 nourrissons presque tous âgés de moins de deux mois : ces 4 nourrissons qui réagirent présentaient des signes cliniques de tuberculose ou avaient des parents tuberculeux (1).

Von Pirquet, Engel et Bauer (2), Feer(3), Bing(4), Ellenbeck, ont pratiqué la cuti-réaction chez des milliers de nourrissons ; elle s'est montrée très rarement positive et l'autopsie a toujours confirmé ses indications.

Le jeune enfant réagit rarement jusqu'à l'âge de 2 ans. Comme il n'a pas eu le temps de cicatriser ses lésions, la cuti-réaction est, encore ici, d'une grande

---

(1) Louis Morquio. La cuti-réaction à la tuberculine chez les enfants. *Revue de la Tub.*, avril 1909.

(2) Engel et Bauer. *Berl. Klin. Woch.*, 16 sept. 1907, p. 1169.

(3) E. Feer. *Münch. med. Woch.*, 7 janv. 1908.

(4) Bing. *Berl. Klin. Woch.*, 16 mars 1908, p. 546.

valeur. Ainsi, Von Pirquet fait l'autopsie de 200 jeunes enfants ; 68 d'entre eux avaient donné une cuti-réaction positive : 66 présentent des tubercules macroscopiques. Toutes les réactions négatives s'étaient montrées chez des enfants qui n'ont aucune lésion à l'autopsie ou chez des cachectiques ou des tuberculeux atteints de rougeole (1).

Gewin (2), Morquio, Oppert (3), Batigne, arrivent aux mêmes résultats que Von Pirquet pour les jeunes enfants. Toutes les autopsies sont d'accord avec la réaction, si l'on exclut, bien entendu, des statistiques, les enfants cachectiques, ceux atteints de tuberculose miliaire aiguë, de méningite, de rougeole ou de scarlatine ; pour ces derniers, Preisich et Von Pirquet ont montré que la réaction était négative pendant tout le temps que durait l'exanthème (4).

Mais, après l'âge de 2 ans, la cuti-réaction devient d'une telle fréquence chez les enfants en excellente santé, que l'on ne peut lui accorder alors qu'une valeur très relative.

Quelques chiffres donneront une idée de la *progression croissante des cuti-réactions positives avec l'âge.*

Von Pirquet éprouvant à la cuti-réaction des enfants hospitalisés mais non tuberculeux donne la statistique suivante qui porte sur *693* cas :

---

(1) Von Pirquet. *Congrès inter. Tuberculose,* Washington, 1908.
(2) Gewin. *Nederl. tydschr. v. Geneesk,* 1908.
(3) Édouard Oppert. La cuti-réaction à la tuberculine. *Thèse,* Paris, 1908.
(4) Von Pirquet. *Soc. de Méd. de Vienne,* 20 juin 1908.

	CUTI-RÉACTIONS POSITIVES
De o à 6 mois.	o pour 100
— 6 à 12 —	3 —
— 1 à 2 ans..	2 —
— 2 à 4 —	13 —
— 4 à 6 —	17 —
— 6 à 10 —	35 —
—10 à 14 —	55 —
Au delà do 14 ans.	70 —

Dans le travail de E. Oppert, les cuti-réactions pratiquées chez les enfants ne présentant pas de signes cliniques de tuberculose, donnent la proportion que voici en laissant de côté les réactions douteuses :

	CUTI-RÉACTIONS POSITIVES
14 enfants de 1 à 2 ans. . .	3 soit 21,4 pour 100
33 — 2 à 5 —. . .	16 — 48,4 —
42 — 5 à 10 —. . .	17 — 40,4 —
21 — 10 à 15 —. . .	13 — 61,9 —

M. Hillenberg (1) a éprouvé par la cuti-réaction, en se servant de tuberculine de Koch non diluée, 810 enfants bien portants, habitant la campagne dans une région où la tuberculose est très rare (Zeitz).

	UTI-RÉACTIONS POSITIVES
De 6 à 7 ans.	17,7 pour 100
7 à 8 —.	17,2 —
8 à 9 —.	20,3 —
9 à 10 —.	23,8 —
10 à 11 —.	24,2 —
11 à 13 —.	34,‎ —
13 à 15 —.	36,4 —

---

(1) HILLENBERG. *Tuberculosis*, n° 7, p. 254, juillet 1911.

Il est intéressant de constater que, chez les enfants
des campagnes, la proportion de réactions positives est
très inférieure à celle qu'on obtient chez les petits cita-
dins ; la cuti-réaction est encore ici tout à fait d'accord
avec l'observation clinique.

Tout récemment, MM. Noël Bernard, Koun et Meslin (1) ont recherché par la cuti-réaction la proportion
des Annamites de Hué (ville de 60000 habitants) contaminés par le bacille tuberculeux aux différents âges de
la vie. Leurs résultats portent sur 480 individus pris
parmi la population ouvrière.

	CUTI-RÉACTIONS POSITIVES
De 0 à 9 mois.	0 pour 100
6 mois à 2 ans.	9,5 —
2 ans à 5 —.	16 —
5 — 10 —.	28 —
10 — 15 —.	44 —

Recherches personnelles sur la cuti-réaction. — Sous la
direction de M. Calmette et en collaboration avec M. le
médecin-major Grysez, nous avons soumis à l'épreuve
de la cuti-réaction tuberculinique, du 1er janvier 1910 au
1er juin 1911, *1 226* sujets pris au hasard dans les divers
milieux sociaux de la ville de Lille, apparemment sains,
c'est-à-dire ne fréquentant ni les hôpitaux ni les dispen-
saires (2).

---

(1) Noël Bernard, L. Koun et Ch. Meslin. *Bull. de la Soc. de Pathol.
exotique.* t. IV, n° 8, 11 oct. 1911.

(2) A. Calmette, V. Grysez et R. Letulle. Fréquence relative de l'infection bacillaire et de la tuberculose aux différents âges de la vie. *La Presse
Médicale,* n° 63, 9 août 1911.

Notre technique a consisté à étaler sur deux scarifications intéressant à peine le derme, au moyen d'un

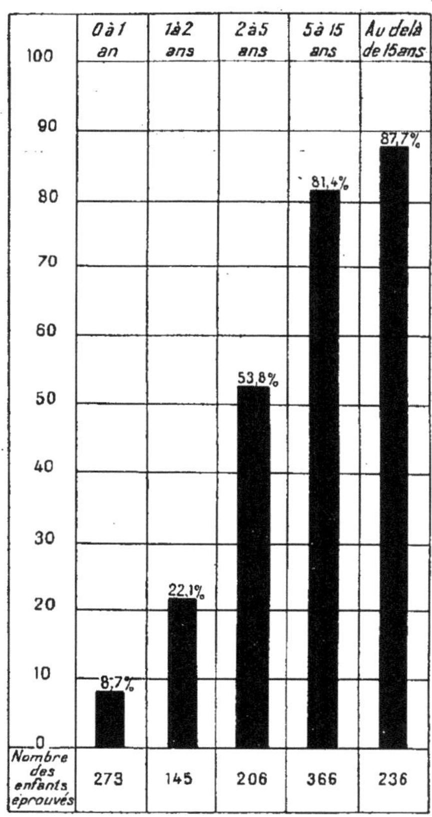

Fig. 1. — Proportion de cuti-réactions positives chez 1 226 sujets (Lille).

vaccinostyle Maréchal, une gouttelette de tuberculine
de Koch diluée au quart dans la glycérine. Une pre-

mière scarification est toujours faite sans tuberculine et sert de témoin.

Les 1 226 sujets sur lesquels nous avons expérimenté se répartissent ainsi qu'il suit, d'après leur âge et d'après les résultats de la réaction :

	SUJETS	RÉACTION			
		POSITIVE	P. 100	NÉGATIVE	P. 100
De 0 à 1 an. . .	273	24	8,7	249	91,3
1 à 2 ans. . .	145	32	22,1	113	77,9
2 à 5 —. . . .	206	111	53,8	95	46,2
5 à 15 —. . . .	366	298	81,4	68	18,6
Au delà de 15 ans..	236	207	87,7	29	12,3

Parmi les enfants de 0 à 1 an qui ont fourni une réaction positive, un seul était âgé de 2 mois, tous les autres avaient de 6 à 12 mois.

Nous voyons qu'à l'âge de 5 ans, près de 55 pour 100 des enfants sont déjà contaminés. A 15 ans, la proportion monte à plus de 80 pour 100 et elle oscille autour de 90 pour 100 à l'âge adulte.

Pourtant, sur ce nombre immense de sujets infectés par le bacille, *24 pour 100 seulement deviennent reellement tuberculeux dans la suite* et succombent aux diverses manifestations de la tuberculose, car c'est là le *taux de la mortalité par tuberculose à Lille.*

Tous les autres, soit environ 66 pour 100, ne présentent aucune manifestation morbide. L'infection tuberculeuse reste chez eux *latente* ou *occulte* ; ils gardent toutes les apparences d'une santé parfaite ou succombent aux maladies les plus diverses.

Sur 10 enfants de 0 à 1 an qui nous avaient fourni

une réaction positive, 1 est mort de convulsions, au dire des parents, un mois après l'épreuve et les 9 autres, revus de sept à seize mois plus tard, étaient en bonne santé apparente.

Les constatations qui précèdent, corroborées d'ailleurs par un grand nombre d'observations cliniques et expérimentales, montrent la nécessité, affirmée déjà par M. le Pr Landouzy, d'établir désormais une distinction nette entre l'*infection bacillaire,* extrêmement fréquente, qui ne s'accompagne d'aucune manifestation morbide ni d'aucune lésion apparente (infection occulte), mais est simplement révélée par la tuberculine, et la *tuberculose,* maladie caractérisée dès son début par la présence de lésions folliculaires résultant de la vie symbiotique du bacille tuberculeux avec les cellules de différents organes.

Comme comparaison avec ces résultats obtenus chez des peuples civilisés, MM. Metchnikoff, Burnet et Tarassevitch (1) viennent d'étudier la cuti-réaction chez des peuples plus primitifs. Ces savants ont pratiqué la réaction de Von Pirquet sur *2849 Kalmouks,* nomades de race mongole qui vivent sous la tente dans les steppes de la rive droite du Volga. C'est un peuple malpropre chez qui la syphilis, la variole et l'alcoolisme sont très répandus.

De l'ensemble de ces observations, il résulte que la

---

(1) El. Metchnikoff, Ét. Burnet et L. Tarassevitch. *Ann. Inst. Pasteur,* n° 11, p. 785, 25 nov. 1911.

fréquence des cuti-réactions positives est beaucoup plus grande à la périphérie des steppes que dans le centre. Cette différence s'explique aisément par ce fait que les Kalmouks qui habitent les frontières sont en communication beaucoup plus fréquente avec la population sédentaire des Russes ; ceux-ci sont donc la cause de la propagation du bacille de Koch. Ainsi, tandis que, dans les steppes périphériques, un dixième seulement de la population masculine (10,5 pour 100) ne réagit pas à la tuberculine, plus d'un tiers (36 pour 100) ne donne aucune réaction dans la région centrale. Chez les femmes, le contraste est encore plus frappant : à la périphérie, 75 pour 100 d'entre elles manifestent une réaction positive, et, dans le centre, elles ne la donnent que dans la proportion de 43 pour 100. Les enfants confirment la même règle générale.

Les auteurs ont, d'autre part, éprouvé à la cuti-réaction 315 Russes et Musulmans *sédentaires* vivant dans les districts limitrophes des steppes des Kalmouks. Ici, la proportion des réactions positives s'est montrée considérable et en tous points comparable aux chiffres obtenus pour les populations des villes européennes.

En regard du nombre de réactions positives que donne la méthode de Von Pirquet, on peut placer les chiffres fournis par quelques-unes des plus grandes *statistiques d'autopsies d'enfants* : on constatera de part et d'autre une équivalence à peu près parfaite.

Aux Enfants-Assistés, M. Hutinel trouve, sur 220 autopsies d'enfants de moins d'un an, 8 cas de tuberculose, soit 3,63 pour 100. A l'Hôpital des Enfants-Malades, M. Comby rencontre 3 fois des lésions tuberculeuses en pratiquant 755 autopsies de nourrissons de 0 à 3 mois.

La statistique de l'Institut anatomo-pathologique de Kiel, de 1873 à 1889, porte sur plus de 2500 autopsies réparties de la façon suivante :

AGE DES ENFANTS

617 autopsies. .	0 à 4 semaines..	0 tuberculeux, soit	0	p. 100	
235 — . .	1 à 3 mois. . .	2	—	0,8	—
586 — . .	3 mois à 1 an. .	62	—	15	—
331 — . .	1 an à 2 ans. .	77	—	28	—
312 — . .	2 à 4 ans. . .	124	—	39	—

Kossel, de Berlin, de 1892 à 1895, fait 286 autopsies d'enfants :

AGE DES ENFANTS

119 autopsies. .	0 à 3 mois. . .	2 tuberculeux, soit	1,6	p. 100	
107 — . .	3 mois à 1 an. .	12	—	11	—
25 — . .	1 an à 4 ans. .	11	—	31,4	—

Pour l'adulte, nous avons vu que les autopsies donnaient des chiffres parfois bien plus élevés que ceux de la cuti-réaction ; Naegeli, par exemple, en pratiquant, chez des individus ne présentant pas de signes cliniques de tuberculose, 500 autopsies minutieuses, méthodiques, complétées par des examens au microscope, a trouvé des lésions tuberculeuses 97 fois sur 100 !

Somme toute, les statistiques de cuti-réactions

prouvent que cette réaction tuberculinique ne peut être prise en considération quand elle est positive chez l'adolescent ou chez l'adulte. C'est l'avis de tous les auteurs et de Von Pirquet lui-même (1).

Au contraire, une cuti-réaction négative chez un adolescent ou un adulte suspect doit faire penser qu'on peut éliminer presque sûrement la tuberculose. La cuti-réaction répétée plusieurs fois sans succès possède, nous le verrons, encore plus de valeur.

D'autre part, chez le jeune enfant de moins de deux ans, dans tous les cas douteux si communs dans la pratique de la médecine infantile, dans les tuberculoses osseuses, articulaires, ganglionnaires, la réaction de Von Pirquet prête à l'examen clinique un appui considérable. Il est bien évident qu'elle ne permet pas à elle seule de poser un diagnostic, même chez les tout jeunes enfants ; mais quand le diagnostic est hésitant, elle doit être considérée comme un signe de grande valeur en faveur d'une lésion tuberculeuse en activité.

W. Ohm (2) a cherché à diminuer la sensibilité de la cuti-réaction, et, partant, sa fréquence chez les sujets sains, en se servant d'une tuberculine au fer (Eisentuberkulin) de Ditthorn et Schultz (3) ; il a obtenu ainsi une réaction positive chez 71,2 pour 100 des tuberculeux et

-----

(1) Von Pirquet. *Arch. of Pediatries*, mars 1910, p. 161.

(2) Wilhelm Ohm. Kutanreaktion mit Eisentuberkulin. *Mediz. Klin.*, 1909, p. 504.

(3) Ditthorn et Schultz. Ueber Kutanreaktion mit Eisenfallungproduktion von Tuberkelbazillensubstansen. *Deutsche Med. Woch.*, n° 27, 1908.

seulement 4 réactions positives sur 33 adultes non tuberculeux.

Detre (1) s'est servi de la cuti-réaction pour la recherche du *diagnostic différentiel* ; il faisait trois scarifications simultanées avec trois substances différentes : 1° avec l'ancienne tuberculine pure de Koch ; 2° le filtrat d'une culture de bacilles de tuberculose humaine ; 3° le filtrat d'une culture de bacilles bovins.

L'auteur pense arriver ainsi à connaître l'origine d'une infection tuberculeuse en se basant sur la nature du filtrat qui donne la réaction la plus intense. D'après ses résultats, les tuberculoses pulmonaires réagissent dans 90 pour 100 des cas aux inoculations faites avec le filtrat de tuberculose humaine, tandis que les tuberculoses chirurgicales et celles des autres viscères réagissent dans 30 ou 50 pour 100 des cas aux inoculations faites avec le filtrat d'origine bovine.

Des résultats analogues auraient été obtenus par Von Gebhardt (2) ; il trouva une prédominance très nette des réactions du type bovin dans les tuberculoses chirurgicales.

Cependant les recherches de Kentzler, Schröder (3), Raw (4), n'ont pas confirmé les résultats de Detre.

Valeur pronostique. — En étudiant de près la cuti-

(1) DETRE. Differentielle Tuberkulinreaktionen. *Wien. Klin. Woch.*, 30 janv. et 6 fév. 1908.

(2) Von GEBHARDT. *Zeitsch. f. Tuberk.*, Band XIII, heft 4.

(3) SCHRODER. *Beiträge zur Klinik der Tuberk.*, Bd. XI, heft 2.

(4) RAW. *Tuberculosis*, vol. 8, n° 14.

réaction, certains auteurs, en particulier Wolff-Eisner
et Teichmann (1), Weddy-Poenicke (2), ont constaté
qu'elle offrait des caractères qui pouvaient être utiles
pour établir un pronostic.

Quand, chez un tuberculeux au début ou au premier
degré, on observe une réaction forte qui dure trois ou
quatre jours et laisse une tache pigmentée pendant trois
ou quatre semaines, le pronostic est favorable. Une
réaction très forte est d'un excellent pronostic dans une
tuberculose au début et indique une tendance à la guérison dans une tuberculose avancée.

La réaction faible qui est à son acmé au bout de dix
heures, puis disparaît rapidement, au plus tard le
deuxième jour, sans laisser de traces, est d'un pronostic
défavorable. La réaction très faible est d'un très mauvais
pronostic.

Enfin, chez des individus qui ne présentent pas de
symptômes de tuberculose en activité, on constate
souvent une réaction tardive et durable ; la papule
n'atteint son maximum qu'au bout de deux jours ou
même plus tard et persiste quelquefois pendant trois
semaines.

Procédés modifiés de cuti-réaction. — La réaction à la
piqûre (*Stichreaktion*) de Escherich et Hamburger paraît
être encore plus sensible que la réaction de Von Pirquet.

---

(1) A. Wolff-Eisner et F. Teichmann. *Berl. Klin. Woch.*, 13 janv. 1908,
p. 65.

(2) Weddy-Poenicke. *Zeitschr. f. Tuberk.*, nov. 1910, p. 422.

Hamburger a étudié sa méthode comparativement à celle de Von Pirquet chez des enfants de 0 à 14 ans qui ne présentaient pas de signes cliniques de tuberculose.

| | PROPORTION DE RÉACTIONS POSITIVES PAR LES PROCÉDÉS DE | |
	Von Pirquet	Hamburger
De 0 à 6 mois. . .	0 pour 100	0 pour 100
6 à 12 — . . .	3 —	4,5 —
1 an à 2 ans. . .	2 —	17 —
2 ans à 4 ans. . .	13 —	30 —
4 — 6 — .. .	17 —	34 —
6 — 10 — .. .	35 —	35 —
10 — 14 — .. .	55 —	53 —

Les réactions *transcutanées* (Moro, Lignières, Lautier) sont, au point de vue du diagnostic, inférieures à la cuti-réaction, de l'avis de tous les auteurs. C'est très compréhensible lorsqu'on songe que la nature de la peau, qui est très variable d'un individu à l'autre, joue un très grand rôle dans l'apparition de ces réactions.

A l'encontre de la réaction de Von Pirquet, on ne peut tenir compte de ces réactions transcutanées lorsqu'elles sont négatives, leur absence étant par trop fréquente chez les tuberculeux.

III. — Intradermo-réaction.

L'intradermo-réaction de Ch. Mantoux, si proche de la réaction à la piqûre de Escherich et Hamburger, est, elle aussi, d'une plus grande sensibilité que la cuti-réaction. Constante chez les tuberculeux, elle est, comme la réaction de Von Pirquet, négative chez les cachectiques, les rougeoleux, chez certains méningitiques et granuliques. Sa signification pathogénique est tout à fait comparable à celle de la cuti-réaction : une intradermo-réaction positive indique une tuberculose latente tout aussi bien qu'une tuberculose en évolution. Elle décèle même des lésions plus insignifiantes que ne le fait la cuti-réaction : en sorte qu'une intradermo-réaction négative a encore plus d'autorité que la réaction de Von Pirquet pour écarter le diagnostic de tuberculose.

Cependant, certains auteurs, après avoir obtenu un assez grand nombre d'intradermo-réactions négatives chez des nourrissons très suspects de tuberculose, mettent en doute sa valeur chez les tout jeunes enfants(1).

Voici les statistiques que MM. Mantoux et Jules Lemaire (2) ont établies en pratiquant l'intradermo-réaction, d'une part, sur 300 enfants de 0 à 15 ans, sains en apparence, à l'hospice des Enfants Assistés, d'autre part sur 79 enfants, sans signes cliniques de tuberculose, à l'Hôpital des Enfants-Malades.

1° **Enfants Assistés :**

		RÉACTIONS POSITIVES
31 enfants de 1 an à 2 ans. .	5 soit	16 pour 100
35 — 2 ans à 4 —. .	18 —	51 —
84 — 4 — 7 —. .	56 —	66 —
150 — 7 — 15 —. .	127 —	84 —

---

(1) H. Barbier et Baron. *Bull. de la Soc. d'ét. scient. sur la Tuberculose,* 31 mars 1911.

(2) Ch. Mantoux et Jules Lemaire. *Soc. de Biol.,* 31 juill. 1909, p. 356.

2° **Enfants Malades non tuberculeux cliniquement**:

9 enfants de	1 an à 2 ans.	.	1 soit 11 pour 100
8 —	2 ans à 4 —.	.	1 — 12 —
22 —	4 — 7 —.	.	10 — 45 —
40 —	7 — 15 —.	.	30 — 66 —

On voit que, chez les enfants, l'intradermo-réaction
est encore plus fréquente que la cuti-réaction.

Chez l'adulte sain, M. Maignien (1) trouve 60 réactions
positives pour 100. Pour Ch. Mantoux, d'après ses études
personnelles et les statistiques données par les différents
auteurs, 80 pour 100 environ des adultes et des grands
enfants qui n'ont pas de signes cliniques de tuberculose
réagissent à l'intradermo-réaction.

_ Ces résultats donnent à penser que l'intradermo-
réaction n'a de valeur que dans les cas négatifs ou chez
les tout jeunes enfants. Elle s'applique presque uniquem-
ment au diagnostic de non tuberculose. Tel est d'ailleurs l'avis de M. Mantoux lui-même (2).

La valeur de cette réaction est très discutée dans
les *dermatoses* de la série des érythèmes ; ici, l'injection
intradermique de tuberculine provoque en effet très souvent une réaction ; mais cette réaction est généralement
différente de celle qu'on obtient chez les tuberculeux :
elle apparaît presque aussitôt la piqûre, disparaît très
rapidement et reproduit souvent le type dermographique de l'éruption. D'autres substances, d'ailleurs (sérums antidiphtérique et antitétanique, solutions salées),

---

(1) MAIGNIEN. *Province Méd.*, 30 avril 1910, p. 200.

(2) Ch. MANTOUX. L'intradermo-réaction à la tuberculine et son interprétation clinique. *Presse méd.*, 5 janv. 1910.

peuvent provoquer dans les dermatoses des réactions sensiblement superposables à la réaction tuberculinique, excepté dans l'érythème noueux pour qui la tuberculine seule provoque une réaction.

IV. — OPHTALMO-RÉACTION.

Contrairement aux réactions précédentes, l'ophtalmo-réaction a peut-être — telle est du moins l'opinion de Wolff-Eisner et de M. Calmette — l'avantage de ne déceler que des lésions tuberculeuses douées d'une certaine activité.

Chez les nourrissons et les tout jeunes enfants au-dessous de deux ans, l'ophtalmo-réaction donne des résultats tout à fait comparables à ceux de la cuti-réaction, d'après les autopsies et les observations de MM. Comby (1), Lesné (2), Audéoud (3), Cassoute (4), Ausset (5), Méry (6) et de bien d'autres auteurs. Mais elle est moins facile à pratiquer que la réaction de Von Pirquet, les larmes de l'enfant entraînant souvent la goutte de tuberculine. Il n'y a donc pas d'intérêt à la préférer ici à la cuti-réaction.

---

(1) COMBY. *Soc. méd. des Hôp. de Paris*, 12, 19, 26 juill. et 29 nov. 1907 et *Bull. Méd.*, 28 nov. 1907.

(2) LESNÉ et MARRE. *La Clinique*, 30 août 1907.

(3) AUDÉOUD. *Rev. Méd. de la Suisse Romande*, 29 oct. 1907, p. 790.

(4) CASSOUTE. *Arch. de méd. des Enfants*, n° 4, avril 1908.

(5) AUSSET. *Acad. de méd.*, 3 mars 1908 et *Pédiat. Prat.*, 1er et 15 avril 1908.

(6) H. MÉRY. *Bull. Soc. méd. des Hôp.*, n° 34, 5 déc. 1907.

C'est chez les enfants plus âgés, chez les adolescents et les adultes qu'apparaîtrait la supériorité de l'ophtalmo-réaction. Il y a en effet un intérêt considérable à pouvoir déceler d'une façon précoce une lésion en évolution, et la différencier des lésions latentes ou guéries. La réaction de Wolff-Eisner et Calmette répondrait à ces conditions.

Nous rappellerons à ce sujet l'étude de Roger Dufour (1). Cet auteur a choisi 83 malades : les uns avaient comme antécédent d'anciennes atteintes de tuberculose active, qui paraissaient cliniquement guéries ; les autres étaient atteints de tuberculose fibreuse tout à fait torpide, qui serait passée inaperçue sans un examen approfondi. Chez ces 83 malades R. Dufour a obtenu 29 réactions positives (9 réactions faibles, 11 moyennes, 9 fortes) soit 35 pour 100.

D'autre part, chez 13 malades où l'autopsie permit de constater des lésions complètement guéries et éteintes, telles que cicatrices des sommets, tubercules des ganglions calcifiés, l'auteur avait obtenu 4 ophtalmo-réactions positives (2 faibles, 2 moyennes), soit 30 pour 100. Cette proportion est à peu près la même que celle qu'on obtient dans les tuberculoses qui paraissent guéries à l'examen clinique ; il est beaucoup plus faible que celui que donnent pour les cas identiques, la cuti et l'intradermo-réactions.

Chez 10 malades suspects de tuberculose, qui furent

---

(1) Roger Dufour. *Étude clinique sur l'oculo-réaction à la tuberculine. Thèse*, Genève, 1908.

plus tard reconnus tuberculeux soit par l'autopsie, soit par l'évolution de la maladie, R. Dufour trouva 14 ophtalmo-réactions positives et 4 négatives ; mais ces 4 réactions négatives s'expliquent par ce fait qu'elles avaient été pratiquées sur des cachectiques.

Enfin, chez 10 malades suspects de tuberculose et reconnus plus tard non tuberculeux à l'autopsie ou par leur évolution, l'auteur rencontra une seule ophtalmo-réaction positive faible, contre 9 négatives.

Chez tous ces malades suspects, l'ophtalmo-réaction fut pratiquée afin d'éclairer le diagnostic qu'il était impossible d'établir au début, malgré les antécédents et l'étude attentive des symptômes. Ces malades furent l'objet d'observations très suivies et prolongées.

L'étude de R. Lautier(1) est comparable à celle que nous venons de résumer. Cet auteur a toujours trouvé l'ophtalmo-réaction d'une grande fidélité de diagnostic vérifié le plus souvent par l'avenir ou l'autopsie des malades. Chez presque tous les suspects de tuberculose qui avaient donné une réaction positive et qu'il a pu surveiller pendant plusieurs mois, l'évolution a confirmé l'ophtalmo-diagnostic.

Parmi 46 sujets ne présentant pas de signe clinique de tuberculose, l'auteur n'a trouvé qu'une femme de 24 ans atteinte de bronchite donnant une réaction positive ; il n'a pu suivre cette malade.

Valeur pronostique de l'ophtalmo-réaction. — De l'avis

---

(1) Richard-Raoul LAUTIER. De l'ophtalmo-diagnostic de la tuberculose en clinique. *Thèse,* Bordeaux, 1908.

des expérimentateurs qui ont étudié la réaction à ce point de vue, il semble permis de lui reconnaître une signification pronostique comparable à celle de la cuti-réaction.

L'ophtalmo-réaction est d'autant plus nette et plus intense que l'infection est plus récente et que les sujets s'en défendent plus vigoureusement. Au contraire, l'absence de réaction, ou une réaction très faiblement positive dans une tuberculose active, doit faire craindre une forme rapidement extensive. Pourtant, chez les tuberculeux chroniques, l'absence de réaction n'est pas toujours l'indice d'un pronostic défavorable ; en effet, les malades traités depuis plusieurs semaines par des injections sous-cutanées de tuberculine ne réagissent pas à l'ophtalmo-réaction.

Résultats cliniques comparés des différentes réactions tuberculiniques.

Wolff-Eisner a étudié parallèlement la cuti et l'ophtalmo-réactions (1). Chez des sujets paraissant sains, la cuti-réaction lui a donné un résultat positif dans 5o pour 100 des cas, l'ophtalmo-réaction dans 18 pour 100. Dans 7 cas où les deux épreuves avaient été négatives, il n'y avait pas trace de tuberculose à l'autopsie. Dans 7 autres cas qui avaient présenté une cuti-réaction positive et

---

(1) Wolff-Eisner. *Die ophtalmo und Kutan Diagnose der Tuberkulose nebst Besprechung der Klinischen Methoden zur Fruhdiagnose der Lungentuberkulose* (Würzburg, 1908).

une ophtalmo-réaction négative, l'autopsie montra :

1 fois, absence complète de tuberculose ;

5 fois, de vieux foyers tuberculeux encapsulés ou guéris ;

1 fois une tuberculose récente chez un cachectique.

Hammerschmidt(1) a essayé en même temps les deux méthodes sur 500 soldats hospitalisés parmi lesquels se trouvaient des tuberculeux avérés et des suspects : l'ophtalmo-réaction n'était jamais positive sans que la cuti-réaction le soit, mais cette dernière se montrait souvent sans qu'on puisse obtenir de réaction conjonctivale. L'auteur trouva ainsi 140 cuti-réactions positives contre 97 ophtalmo-réactions.

Baginsky (2) recherchant les deux réactions chez des enfants non tuberculeux en trouve 18,2 pour 100 qui réagissent à la méthode cutanée et 1,2 pour 100 à l'instillation conjonctivale.

Parmi 192 sujets non tuberculeux éprouvés par Stadelmann (3), 50 pour 100 réagissent à la cuti, 18 pour 100 à l'ophtalmo-réaction. Wolff (1) en comparant la cuti-réaction, l'ophtalmo-réaction et la réaction générale consécutive à l'injection de tuberculine chez des sujets suspects de tuberculose arrive, en moyenne, aux proportions centésimales suivantes :

Ophtalmo-réaction..	30 pour 100
Cuti-réaction.	55,5 —
Réaction générale.	86 —

---

(1) HAMMERSCHMIDT. *Med. Klinik*, 7 juin 1908.
(2) BAGINSKY. *Berl. Klin. Woch.*, 16 mars 1908.
(3) STADELMANN. *Deutsche Med. Woch.*, 6 et 13 fév. 1908.
(4) WOLFF. *Berl. Klin. Woch.*, 10 fév. 1908.

Expérimentant sur plusieurs centaines d'aliénés adultes, M. Raviart (1) en trouve 43 pour 100 qui ont une ophtalmo-réaction positive, tandis que M. Mézie (2) obtient la proportion de 87,7 pour 100 pour la cuti-réaction.

M. Ch. Mantoux (3) a recherché l'ophtalmo-réaction chez 200 enfants assistés sains âgés de 2 à 16 ans. Nous pensons qu'il est intéressant de mettre en regard des résultats auxquels cet auteur est arrivé avec la réaction conjonctivale, ceux que lui a donné l'intradermo-réaction chez 300 enfants assistés sains, et d'y joindre les proportions centésimales obtenues par Von Pirquet en se servant de la cuti-réaction chez 693 enfants hospitalisés mais non tuberculeux. Ces trois réactions ayant été pratiquées sur des enfants d'un milieu comparable, les chiffres suivants sont tout à fait caractéristiques :

OPHTALMO-RÉACTIONS chez 200 enfants assistés sains (MANTOUX).	INTRADERMO-RÉACTIONS chez 300 enfants assistés sains (MANTOUX).	CUTI-RÉACTIONS chez 693 enfants non tuberculeux cliniquement (Von PIRQUET).
De 2 à 5 ans. 4 p. 100	De 2 à 4 ans. 51 p. 100	De 2 à 4 ans. 13 p. 100
6 à 10 —. 9 —	4 à 7 —. 66 —	4 à 6 —. 17 —
11 à 16 —. 10 —	7 à 15 —. 84 —	6 à 10 —. 35 —
		10 à 14 —. 55 —

(1) G. RAVIART, in *thèse* L. PETIT, Lille, 1907.

(2) MÉZIE. Voir : L'hérédo-prédisposition tuberculeuse, par A. CALMETTE. Conférence internat. de la Tub., Bruxelles, 1910, in *Revue d'Hygiène*, oct. 1910, p. 1007.

(3) Ch. MANTOUX. *Congrès de Méd. de Paris*, oct. 1907.

Les expérimentations effectuées dans un but de comparaison des différentes méthodes ont à peu près toutes donné des résultats sensiblement identiques à ceux qui précèdent. Il est bien évident que les cuti et intradermo-réactions qui sont positives chez 5o à 9o pour 100 des adolescents et des adultes sains, ne peuvent être d'aucun aide pour la clinique quand il s'agit de dépister une tuberculose chez un adulte.

- Avec l'ophtalmo-réaction, la proportion centésimale des épreuves positives est beaucoup plus faible chez les sujets qui sont âgés de plus de deux ans et que la clinique considère comme étant sains.

Nous allons le constater dans le tableau suivant où nous avons réuni 67 statistiques; elles sont basées sur 10 485 observations. Nous donnons la proportion des ophtalmo-réactions positives obtenues chez les tuberculeux avérés, les suspects de tuberculose et les sujets reconnus sains par les procédés cliniques habituels. Nous n'avons pas enregistré dans cette liste les statistiques dans lesquelles les nourrissons et les jeunes enfants figurent en quantités importantes. Ceux-ci ne pourront donc pas fausser d'une manière appréciable la proportion centésimale d'adultes, d'adolescents et de grands enfants non tuberculeux cliniquement qui présentent une ophtalmo-réaction positive. Par conséquent les chiffres suivants peuvent être mis en regard de ceux que donnent les autres réactions tuberculiniques pour la même catégorie d'individus.

AUTEURS	NOMBRE DES O. R. PRATIQUÉES	PROPORTION CENTÉSIMALE DES OPHTALMO-RÉACTIONS POSITIVES CHEZ LES		
		Tuberculeux avérés.	Suspects de tuberculose.	Sains cliniquement.
		Pour 100.	Pour 100.	Pour 100.
Audéoud. . . : . . .	31	94,6	33	0
Ausset	294	85,7	60	35
Austin et Grünbaum. .	71	81	»	0
Barney et Brooke. . .	321	98	17	10
Biggs. . . , . . .	431	84	35	»
Braillon.	35	100	60	5,8
Bosc.	63	97,2	58,7	0
Baldwin.	887	79,2	35,9	18,3
Beck, Derrouaux et Herry.	76	100	66	19
Blumel et Clarus. . .	289	92,1	87,4	»
Blum.	250	80,7	60	14,1
Baur.	58	72,7	»	57,1
Bazy.	20	95	»	»
Calmette.	115	100	54	18
Comby et Fourmentin. .	350	97	25	12
Carlier.	13	100	»	0
Cohn.	310	92,6	71,8	5,2
Citron.	233	81	55,5	6
Denys.	15	88	66,6	33
Desplats.	53	85,7	45,4	4,3
Dufour.	200	87,1	»	7,5
Roger Dufour. . .	476	81	65,6	15
Eyre, Wedd et Hertz. .	125	95,3	»	»
Ferreira.	47	90	66	0
Ferrer.	100	83,3	91,1	»
Fritz et Lévy. . . .	330	85,3	59,2	2,5
Fehsenfeld. . . .	168	90	75	»
Floyd.	232		36,1	16
Gaudier. . : . . .	18	100	»	10
Gaupp.	100	72,1	43,4	0
Guinon et Reubsaet. .	101	91,6	87	10,5
Grasset et Rimbaud. .	31	87,5	62,5	6,6
Haladjian.	346	67,7	»	19
Hoermann.	125	100	48	30
Köhler.	175	96,5	80	»
Klieneberger. . . .	414	78	44,7	23,5

AUTEURS	NOMBRE DES O. R. PRATIQUÉES	PROPORTION CENTÉSIMALE DES OPHTALMO-RÉACTIONS POSITIVES CHEZ LES		
		Tuberculeux avérés.	Suspects de tuberculose.	Sains cliniquement.
		Pour 100.	Pour 100.	Pour 100.
Letulle.	125	96	»	38
Lesné et Marre. . . .	63	97,2	41,1	o
Lautier.	143	96,6	66,7	2,2
Lépine.	48	85,7	60,8	22,2
Lévy.	120	62	»	»
Lopez.	68	93,3	81,8	4,7
Montagnon. . . .	33	81	»	25
Mongour et Lande. .	24	100	50	38,8
Mouton.	42	82,6	»	25
Malmström. . . .	252	86	47	14
De Massary et Weil. .	70	100	»	o
Marie et Bourilhet. .	100	86,6	»	26,6
Machard.	39	82,7	33	14,2
Mantoux.	200	»	»	8
Méry, Dufestel et Delille.	82	81	»	15,7
Métraux.	68	90	81,8	4,5
Nicolas et Gauthier.. .	19	90	»	11,1
Plehn.	294	78	»	12,5
Smithies et Walker. .	242	100	62,5	5
Schröder et Kauffmann.	77	89,5	66	60
Schenk et Seiffert. . .	100	96,4	75	5,1
Spillmann. . . .	20	60	»	50
Simon..	19	100	»	43,7
Stadelmann. . . .	276	»	60	18,2
Sicard et Descomps.. .	32	97	»	»
Soulié..	50	78,5	»	o
Schenk.	100	100	48,2	14,2
Uriarte.	125	94,7	»	11,1
Wolff-Eisner.. . .	500	70	60	18
Wolff.	65	70	28,9	»
Wilson.	186	88	23	5,6
	10485			
Moyennes.		88,2 p. 100 Tuberculeux avérés.	56,7 p. 100 Suspects.	15,8 p. 100 Sains cliniquement.

Dans ces statistiques, les chiffres obtenus chez les tuberculeux avérés sont peu démonstratifs, les expérimentateurs ayant souvent pratiqué l'ophtalmo-réaction chez des cachectiques ou chez des tuberculeux très avancés qui, nons le savons, ne réagissent plus à la tuberculine.

Nous arrivons au contraire, chez les sujets cliniquement indemnes de tuberculose, au chiffre 15,8 comme moyenne ; cette proportion centésimale est beaucoup plus faible que celles que donnent les autres méthodes.

Réactions tuberculiniques répétées et simultanées.

D'une façon générale, les réactions sont d'autant plus sensibles et plus intenses qu'elles sont répétées un plus grand nombre de fois. On s'est basé sur cette constatation pour employer, dans l'injection sous-cutané, de petites doses de tuberculine, réitérées, qui permettent d'obtenir la réaction minima, la moins dangereuse. Pourtant, si l'on injecte une première dose de tuberculine très élevée, et seulement dans ce cas, il se fait, après la réaction, une accoutumance qui a été souvent constatée chez les bovidés tuberculeux ; ces animaux ne réagissent plus, pendant un certain temps (un mois environ), aux injections de tuberculine.

Dans les réactions locales, on a reconnu que la tuberculine sensibilisait les téguments ou la conjonctive. Il est fréquent, en effet, au cours de cuti-réactions ou d'intradermo-réactions positives répétées, de voir se produire la reviviscence d'une cuti-réaction antérieure. La conjonctive se trouve sensibilisée 4 ou 5 jours après l'instillation de tuberculine ; cette anaphylaxie locale a une durée de 25 jours environ (1). Si l'on pratique une nouvelle instillation pendant cette période, les tuberculeux présentent une deuxième réaction plus intense que la première, et les individus sains peuvent présenter parfois une réaction positive. Lorsque, chez ces derniers, on fait une instillation dans les yeux, la réaction, si elle se manifeste, apparaît à l'œil qui avait reçu précédemment une première instillation ; l'autre œil reste indemne (Micheli et Quarelli, Griffon, Dufour, F. Lévy).

L'apparition de réactions conjonctivales chez des sujets cliniquement sains, après des instillations répétées de tuberculine, a donné lieu à de nombreuses discussions. Il est probable que beaucoup de ces réactions sont dues, d'une part à ce qu'elles ont été pratiquées pendant la période d'anaphylaxie dont nous venons de parler, d'autre part à la tuberculose latente du sujet qui paraissait sain. Car il faut bien se rendre compte que si une première instillation provoque une réaction presque uniquement en cas de tuberculose active, des instillations répétées deviennent d'une sensibilité beaucoup plus grande et décèlent, comme le font les réactions cutanées, des tuberculoses latentes, occultes, que la clinique ne peut diagnostiquer. Il est cependant possible d'éviter cette hypersensibilité du

---

(1) A. Calmette. *Congrès int. Tuberculose*, Washington, 1908 et Danielopolu. *Soc. de Biol.*, t. LXVI, p. 727, 18 nov. 1909.

sujet en pratiquant une deuxième opthalmo-réaction dans l'autre œil.

Chez les sujets absolument *indemnes* de tuberculose au sens anatomo-pathologique du mot, la répétition des instillations de tuberculine à 1 pour 100 en dehors de la période d'anaphylaxie locale ne donne *jamais* de réaction. Tel est le résultat d'une grande quantité d'observations prises chez des nourrissons, des enfants et des adultes qui n'ont jamais présenté de réaction oculaire. Roepke (1) n'est pas parvenu à hypersensibiliser des sujets absolument indemnes de tuberculose en se servant de tuberculine ancienne de Koch à 4 pour 100, même en renouvelant très fréquemment l'instillation dans le même œil!

Ainsi, la répétition des réactions locales les rendant plus sensibles et plus précises, il y a lieu de les réitérer seulement dans le cas où l'on veut écarter, d'une façon certaine, le diagnostic de lésion tuberculeuse.

L'emploi *simultané* des réactions à la tuberculine qui n'ont pas d'action empêchante réciproque, telles que la cuti, l'intradermo et l'ophtalmo-réactions, est à conseiller dans les diagnostics difficiles. Leur concordance est une indication de très grande valeur.

Réactions de reviviscence.

Lorsqu'on fait une injection sous-cutanée de tuber-

---

(1) ROEPKE. *Beiträge zur Klinik der Tuberkulose*, Bd. IX, H. 3 et Bd. XI, H. 2.

culine chez des sujets qui avaient présenté antérieurement (jusqu'à six semaines auparavant) une réaction
locale positive (ophtalmo, cuti, ou intradermo-réaction),
cette injection sous-cutanée provoque, à distance, une
nouvelle réaction locale positive au même point que la
première fois. C'est une *réaction de reviviscence*.

Ce phénomène a été signalé pour la première fois
par Slatineanu (1) chez l'homme, et par C. Guérin (2)
chez les animaux.

MM. Calmette, Guérin et Petit (3) ont mis en garde
contre une fausse ophtalmo-réaction seconde constatée
chez certains malades atteints d'affections non tuberculeuses : des individus qui, huit jours auparavant,
n'avaient pas réagi à l'ophtalmo-réaction, présentèrent
une rougeur conjonctivale et caronculaire quelques
heures après une injection sous-cutanée de 2 milligrammes de tuberculine. Mais, au bout de 24 heures,
la rougeur avait disparu. C'est là un phénomène d'anaphylaxie locale qu'il ne faut pas prendre pour une réaction positive.

Ces réactions de reviviscence ne sont pas un obstacle
à la tuberculinothérapie, comme on l'avait craint un
moment pour l'ophtalmo-réaction. Elles se montrent
ordinairement après l'injection de 1 à 2 dixièmes de
milligramme de tuberculine, dose relativement élevée

---

(1) Slatineanu. *Revista medicale*, Bucarest, juin 1907 et *Bull. Inst. Pasteur*, 30 août 1907.

(2) C. Guérin. *Rev. de méd. vétér. d'Alfort*, 30 juill. 1907.

(3) A. Calmette, M. Breton et L. Petit. *Soc. de Biol.*, 12 oct. 1907.

qu'on emploie pour le diagnostic. Mais il est très rare qu'une dose thérapeutique de tuberculine fasse renaître une ophtalmo-réaction. Il est toutefois préférable d'attendre que la période d'anaphylaxie locale soit écoulée. Dans tous les cas, si le phénomène de reviviscence est produit par la première injection, il n'est pas renouvelé par les suivantes.

D'après Wolff-Eisner, la reviviscence des réactions locales au cours de la tuberculinothérapie indiquerait qu'on a injecté une dose trop forte de tuberculine.

CHAPITRE V

ROLE SOCIAL DES RÉACTIONS TUBERCULINIQUES

La tuberculose étant d'autant plus facile à guérir qu'elle est diagnostiquée plus tôt, il est tout indiqué de dépister les tuberculeux au début de leur maladie en s'adressant aux réactions à la tuberculine qui sont des procédés de diagnostic encore plus sensibles que l'auscultation la plus fine.

Dans quelle mesure peut-on se servir de la tuberculine pour la préservation sociale contre la tuberculose ? Il faut se garder d'attribuer aux réactions tuberculiniques un rôle très attrayant, mais purement théorique, qu'elles ne peuvent remplir en pratique. Seul peut réussir un procédé indolore, sans conséquences fâcheuses et d'une technique assez simple pour être facilement pratiqué par le médecin et accepté du malade.

La cuti-réaction de Von Pirquet répond entièrement à ces desiderata. Mais on sait qu'elle est trop sensible pour avoir une signification chez l'homme adulte. Pratiquement, en effet, il ne s'agit pas de dépister des tuberculoses latentes ou guéries, ou même de simples imprégnations bacillaires, sans danger pour l'organisme adulte. Il est donc indiqué d'employer chez l'adulte l'ophtalmo-réaction ou l'injection sous-cutanée.

Malheureusement ces deux méthodes ne pourront guère être pratiquées que pour des cas isolés, car les inconvénients et les contre-indications qu'elles présentent ne permettent pas de généraliser leur emploi.

Chez l'enfant, au contraire, et particulièrement chez le *jeune enfant,* la *cuti-réaction* de Von Pirquet a une grande valeur. Le diagnostic *précoce* de la tuberculose, déjà si important chez l'adulte, l'est encore bien davantage chez l'enfant. On aura d'autant plus de chances d'arrêter le fléau, qu'il sera démasqué non seulement à son début, mais aussi dans les premières années de la vie. L'enfant qui s'infecte légèrement, comme il arrive le plus souvent, guérit très facilement s'il est placé aussitôt à la campagne, à l'abri de la contagion, alors que le moindre retard peut en faire un adolescent, puis un adulte tuberculeux et contagieux.

La cuti-réaction, de technique aussi simple et aussi rapide que celle de la vaccination antivariolique, permet tout d'abord de partager en deux lots les masses enfantines : l'un à réaction négative est indemne de toute infection bacillaire ; l'autre, à réaction positive, est formé d'enfants touchés par le bacille de Koch. Ces derniers ne sont pas forcément des tuberculeux, il est même rare qu'ils le soient. Nous avons vu, à propos de la valeur clinique de la cuti-réaction et de l'expérimentation que nous avons faite de cette méthode, qu'il était nécessaire d'établir désormais une distinction netté entre l'*infection bacillaire* si fréquente et qui n'est généralement accompagnée d'aucune manifestation morbide, et la *tuberculose,* maladie caractérisée par la présence de lésions folliculaires.

Aussi, une cuti-réaction positive chez un enfant n'est-elle qu'un simple avertissement, mais d'autant plus important que l'enfant est plus jeune : l'enfant est infecté par le bacille. C'est alors au médecin à se rendre compte du degré de l'infection et à prendre les mesures nécessaires pour la combattre et en triompher.

Il serait donc très utile de pratiquer *périodiquement,* chaque année par exemple, comme l'a proposé M. Calmette, cette cuti-réaction chez tous les jeunes enfants, dans les petites classes des écoles, les crèches, les garderies, les consultations de nourrissons, et même dans les familles, surtout quand il existe la possibilité d'une contagion familiale. Les réactions positives attireraient l'attention du médecin pour le plus grand bienfait des générations futures.

La cuti-réaction participerait ainsi, dans une large mesure, à la *lutte sociale* contre la tuberculose.

Conclusions.

1. — *Les réactions tuberculiniques* générales et locales, employées dans certaines conditions et suivant une technique précise, paraissent être spécifiques de l'infection tuberculeuse.

2. — Sans avoir la prétention de remplacer les procédés cliniques habituels, les réactions à la tuberculine peuvent leur être associées avec avantage dans certains cas où le diagnostic est hésitant. Leur sensibilité leur permet de déceler non seulement la tuberculose, mais aussi une simple infection bacillaire.

3. — La *réaction générale* consécutive à l'injection sous-cutanée de tuberculine est d'une valeur diagnostique incontestée. Mais la réaction morbide qu'elle provoque parfois au niveau des foyers tuberculeux ne la fait pas conseiller chez l'homme, excepté quand cette *réaction de foyer* est le meilleur procédé de diagnostic (tuberculoses cutanées et chirurgicales).

4. — La *cuti-réaction*, de technique très simple, n'est ni douloureuse ni dangereuse. Chez l'enfant âgé de moins de deux ans, elle a une très grande valeur diagnostique.

L'*intradermo-réaction*, qui n'en est qu'une variante, peut donner lieu à des phénomènes inflammatoires ; elle est plus douloureuse et moins facile à pratiquer que la réaction de Von Pirquet.

Chez l'adolescent et chez l'adulte, ces deux réactions, alors trop fréquemment positives, ont l'inconvénient de révéler les tuberculoses latentes ou guéries. Mais, lorsqu'elles sont négatives et que la cachexie ou d'autres conditions empêchantes ne sont pas en cause, on peut écarter, d'une façon presque certaine, le diagnostic de tuberculose.

5. — La pratique de l'*ophtalmo-réaction* nécessite l'observation rigoureuse des contre-indications et de

certaines précautions. Malgré tout, des accidents oculaires ont été constatés. De plus, cette méthode a l'inconvénient de permettre au malade et à son entourage de lire trop facilement un diagnostic.

Chez les tout jeunes enfants, l'ophtalmo-réaction a une valeur égale à celle de la cuti-réaction ; mais, étant moins facile à pratiquer que cette dernière, il est tout indiqué d'utiliser la réaction cutanée.

Chez les adolescents et les adultes, l'ophtalmo-réaction présenterait de réels avantages parce que, contrairement aux autres méthodes à la tuberculine, elle ne décèlerait généralement que les lésions tuberculeuses à leur début ou en activité.

L'ophtalmo-réaction peut servir à contrôler une guérison.

6. — Chez les adultes que la clinique considère comme non tuberculeux, la cuti-réaction et l'intradermo-réaction sont positives dans 50 à 90 pour 100 des cas suivant les auteurs (chiffres identiques à ceux que donnent les *autopsies* pour les tuberculoses latentes ou guéries non décelées par la clinique). Chez ces mêmes sujets cliniquement sains, l'ophtalmo-réaction n'est positive que dans 15,8 pour 100 des cas (moyenne établie d'après les chiffres de 67 auteurs.)

7. — Les réactions tuberculiniques ont une certaine valeur au point de vue du *pronostic* ; il semble qu'elles soient d'autant plus intenses que la résistance de l'organisme est plus accusée.

8. — Certaines réactions exercent sur d'autres une action empêchante ; seule, parmi les réactions locales,

l'ophtalmo-réaction n'est pas empêchée par une injection de tuberculine antérieure.

9. — La *répétition* d'une réaction augmente sa sensibilité. La répétition de l'ophtalmo-réaction est à éviter pendant la période d'anaphylaxie conjonctivale.

10. — Les réactions de *reviviscence* ne sont pas un obstacle à la tuberculinothérapie.

11. — De toutes les réactions tuberculiniques la *cuti-réaction* présente seule la simplicité et l'innocuité désirables pour être pratiquée sur une vaste échelle. N'ayant de valeur diagnostique que chez l'enfant, elle serait employée avec avantage, *périodiquement,* dans toutes les *collectivités d'enfants et chez ceux qui sont exposés à la contagion familiale.*

Une cuti-réaction positive dénote aussi bien l'infection bacillaire, latente, occulte, que la tuberculose. Mais une réaction positive a d'autant plus d'importance que l'enfant est plus jeune; elle est un avertissement pour le médecin.

La *cuti-réaction,* méthode de *diagnostic précoce,* peut jouer ainsi un rôle important dans la *lutte sociale* contre la tuberculose.

TROISIÈME PARTIE

RECHERCHE DES ANTICORPS
DANS LES SÉRUMS DE TUBERCULEUX
RÉACTION DE FIXATION DE L'ALEXINE
(BORDET-GENGOU)

Nous exposerons successivement : les travaux parus jusqu'à ce jour sur la réaction de fixation dans la tuberculose, la technique à suivre, nos recherches personnelles et l'intérêt que présente cette réaction en tuberculinothérapie.

CHAPITRE PREMIER

ÉTUDE EXPÉRIMENTALE ET CLINIQUE

MM. Bordet et Gengou (1) ont montré que, lorsqu'on met en présence un antigène et son anticorps ou sensibilisatrice correspondant, l'alexine ou complément d'un

---

(1) Jules Bordet et Octave Gengou. Sur l'existence de substances sensibilisatrices dans la plupart des sérums antimicrobiens. *Annales de l'Inst. Pasteur*, mai 1901.

sérum frais se fixe sur l'antigène ; en effet, si l'on ajoute
au mélange une sensibilisatrice spécifique (sérum hémolytique chauffé à 58° pendant une demi-heure) vis-
à-vis de globules rouges déterminés, l'alexine n'étant
plus libre ne peut pas se fixer sur cette sensibilisatrice
hémolytique, laquelle devient incapable d'hémolyser les
hématies.

Cette réaction de Bordet et Gengou est actuellement utilisée pour le diagnostic de diverses infections.
Nous nous bornerons à l'étudier dans la tuberculose.

Peu de temps après les premiers travaux de Bordet
et Gengou, MM. WIDAL et LE SOURD (1), après avoir appliqué cette réaction au bacille typhique, obtiennent les
premiers, en juillet 1901, la déviation du complément
avec des sérums de tuberculeux en se servant comme
antigène de bacilles tuberculeux homogènes d'Arloing
et Courmont.

A la même époque, CAMUS et PAGNIEZ (2) cherchent
à obtenir la réaction en utilisant de la tuberculine précipitée comme antigène.

MM. BORDET et GENGOU (3), se servant de bacilles
comme antigène, constatent la présence de sensibilisatrices dans le sérum de cobayes inoculés avec des bacilles
tuberculeux. DEMBRINSKI (4), expérimentant sur le lapin

---

(1) F. WIDAL et LE SOURD. *Soc. méd. des Hôpitaux*, 6 juillet 1901.

(2) J. CAMUS et P. PAGNIEZ. *Soc. de Biologie*, 6 juillet 1901.

(3) BORDET et GENGOU. *Acad. des Sciences*, t. CXXXVII, p. 351, 3 août
1903.

(4) DEMBRINSKI. *Soc. de Biol.*, t. LVII, p. 502, 3 déc. 1904.

et le pigeon, n'obtient de sensibilisatrices que chez les animaux inoculés avec le bacille aviaire vivant ; pour cet auteur, la production de sensibilisatrices paraît dépendre de la race des bacilles et de leur virulence. Mais Gengou (1) réfute cette opinion en montrant que chéz le cobaye les bacilles humains ou aviaires tués par la chaleur tant à 65° qu'à 100°, provoquent la formation de sensibilisatrices actives sur les bacilles tuberculeux des divers animaux à sang chaud. La production des sensibilisatrices antituberculeuses dépend bien plutôt de l'espèce animale employée. Le même auteur rencontre même dans le sang des cobayes inoculés avec certains bacilles acido-résistants, des sensibilisatrices actives non seulement vis-à-vis des autres espèces de bacilles acido-résistants, mais aussi vis-à-vis des bacilles tuberculeux humains, bovins et aviaires (2).

L'existence de sensibilisatrices (« antituberculines ») est alors reconnue dans les extraits d'organes tuberculeux par Wassermann et Brück (3).

Mais ces auteurs ne trouvent pas d'anticorps dans le sérum des tuberculeux en prenant de la tuberculine comme antigène. Il n'y aurait donc pas d' « antituberline » dans le sang circulant, mais seulement dans les tissus malades des tuberculeux. Ils trouvent au contraire de l' « antituberculine » dans le sang circulant des tuberculeux traités par la tuberculine.

---

(1) Gengou. *Soc. de Biol.*, t. LXI, p. 218, 28 juill. 1906.
(2) Gengou. *Berl. Klin. Woch.*, 26 nov. 1907, p. 1531.
(3) Wassermann et Bruck. *Deutsche Med. Woch.*, 1906, n° 12, p. 449 et Bruck. *Deutsche Med. Woch.*, 1906, n° 24.

Christian et Rosenblat (1), qui ont expérimenté largement sur les cobayes tuberculeux, font remarquer que le sérum de ces animaux ne renferme jamais d'anticorps formés spontanément (nous verrons que Engel et Bauer font la même constatation chez les tout jeunes enfants) comme s'ils ne se défendaient pas contre l'infection ; seuls présentent des anticorps les cobayes tuberculeux traités par des injections de bacilles de Koch. Slatineano et Danielopolu (2) obtiennent des sensibilisatrices du quatrième au seizième jour chez des cobayes préparés par une inoculation de o cc. 1 à 1 centimètre cube de tuberculine.

Ludke (3) est arrivé à établir que la faculté de réagir aux injections de tuberculine persiste, en général, aussi longtemps que la réaction de Bordet-Gengou ne décèle pas dans le sérum la présence d'anticorps. Au contraire, lorsque ceux-ci apparaissent dans le sérum, les injections de tuberculine ne produisent plus que de très légères réactions, puis, plus tard, elles n'ont plus aucun effet. De son côté Bauer (4) put établir, chez les enfants, qu'à mesure qu'apparaissait dans le sérum une certaine quantité d'anticorps, l'organisme perdait la faculté de

---

(1) M. Christian et S. Rosenblat. *Münch. Med. Woch.*, 1908, n° 39, p. 2032.

(2) Slatineano et Danielopolu. *Soc. de Biol.*, t. LXVI, p. 61, 14 déc. 1908.

(3) Ludke. *Münch. Med. Woch.*, 1908, n°s 15, 16, 27. *Beiträge z. Klinik d. Tuberk.*, Bd. VII, heft 1.

(4) Bauer. *Verh. d. ges. f. Kinderheilk., Kölner Naturforscher-Vers*, 1908.

réagir aux inoculations sous-cutanées ou cutanées de tuberculine.

Les travaux de Wassermann et Brück furent l'objet de vives attaques de la part de WEIL et NAKAJAMA (1), MOR-GENROTH et RABINOWITSCH(2). Mais ENGEL et BAUER(3), faisant porter leurs recherches sur une grande quantité d'enfants, semblent avoir établi qu'il s'agit bien ici d'une déviation du complément spécifique au point de vue biologique, en un mot d'anticorps spécifiques pour la tuberculine. Ces auteurs, en effet, n'ont jamais trouvé d'anticorps formés spontanément dans le sang des nourrissons et des jeunes enfants tuberculeux, non plus que dans celui des enfants sains ou syphilitiques ou pneumoniques. Par contre, ils ont constaté chez tous les enfants tuberculeux la formation d'anticorps à la suite d'injections de tuberculine, anticorps dont la quantité augmentait d'une façon proportionnelle à la quantité de tuberculine injectée, et qui diminuait d'abord rapidement puis insensiblement lorsqu'on n'injectait plus de tuberculine.

Nombreux sont les auteurs qui ont cherché à se rendre compte des renseignements que pouvait fournir à la clinique la réaction de fixation pour le diagnostic et le pronostic de la tuberculose. Malheureusement chacun d'eux s'est servi d'une technique particulière ; aussi

---

(1) WEIL et NAKAJAMA. *Münch. Med. Woch.*, 1906, n° 21.

(2) MORGENROTH et RABINOWITSCH. *Deutsche Med. Woch.*, 1907, n° 18, p. 705.

(3) ENGEL et BAUER. *Münch. Med. Woch.*, 1908, n° 44.

les résultats de leurs recherches sont-ils plus ou moins discordants. Après MM. WIDAL et LE SOURD, CAMUS et PAGNIEZ (1) qui sont les promoteurs de la méthode, nous voyons, plusieurs années plus tard, le travail de S. COHN (2) qui ne trouve pas d'anticorps chez les sujets sains ni les tuberculeux au début, mais en rencontre dans la proportion de 28 pour 100 chez les tuberculeux du deuxième et du troisième degré qui n'avaient pas été traités par la tuberculine. Cet auteur conclut que cette réaction ne peut servir au diagnostic précoce.

MM. WOLFF et MUHSAM (3), prenant de la tuberculine comme antigène, rencontrent la déviation du complément dans 46 sérums de tuberculeux sur 109. Il n'y a pas, pour eux, de corrélation entre la présence d'anticorps et la gravité de la maladie. Ils constatent aussi que la cuti-réaction n'est pas forcément positive chez les malades qui possèdent des anticorps. Enfin, à l'encontre de WASSERMANN, LUDKE, CITRON, BAUER, ils ne croient pas qu'il y ait un rapport entre les injections de tuberculine et la formation d'anticorps.

MM. CALMETTE, MASSOL et BRETON (4) se servent de bacilles bovins ou de tuberculine d'origine bovine préparée à froid pour rechercher la déviation du complément dans 77 sérums de tuberculeux ; ils trouvent des anticorps

---

(1) WIDAL et LE SOURD, CAMUS et PAGNIEZ. *Loc. cit.*

(2) SIGISMOND COHN. *Berl. Klin. Woch.*, 13 juill. 1908, p. 1309.

(3) M. WOLFF et H. MUHSAM. *Deutsche Med. Woch.*, 27 août 1908, p. 1504.

(4) A. CALMETTE, L. MASSOL et M. BRETON. *Soc. de Biologie*, 19 déc. 1908, t. LXV, p. 648.

dans 4o pour 100 des cas au premier degré, 88 pour 100 au deuxième degré, 97 pour 100 au troisième degré. Ils n'en rencontrent que 2 fois sur 26 sérums de sujets non tuberculeux. Faisant la même expérience sur des sérums de bovidés de l'abattoir reconnus tuberculeux à l'autopsie, ces auteurs rencontrent des anticorps dans 5o pour 100 des cas. Depuis lors, MM. CALMETTE et MASSOL ont contribué, dans une large mesure, à établir les connaissances qu'on a actuellement (janvier 1912) des sensibilisatrices dans la tuberculose. Leurs travaux forment un tout qu'il n'est pas possible de morceler et dont nous ferons plus loin l'exposé.

SLATINÉANO et DANIELOPOLU (1) opèrent sur des épanchements pleuraux et péritonéaux ; la réaction de fixation leur semble plus complète avec l'épanchement qu'avec le sérum du malade. SIMON et HANNS (2) obtiennent une réaction positive chez 66 pour 100 des tuberculeux et 27 pour 100 des non tuberculeux. Il faut noter que les quatre auteurs précédents se sont servis comme antigène d'une solution de tuberculine précipitée par l'alcool, laquelle est, comme on l'a reconnu depuis, un très mauvais antigène.

BERMBACH (2) compare les résultats que lui donnent la réaction de Bordet-Gengou et la cuti-réaction de Von Pirquet chez 29 adultes ; ces résultats sont divergents

---

(1) SLATINEANO et DANIELOPOLU. *Soc. de Biol.*, 11 fév. 1909, t. LXVI, p. 485.

(2) SIMON et HANNS. *Soc. de Biol.*, 16 fév. 1909, p. 4o1 et HANNS. *Thèse,* Nancy, 12 juill. 1909.

(3) BERMBACH. *Zeitschr. f. Tuberk.*, Bd. XIV, p. 491, 1909.

dans 69 pour 100 des cas. Il pense que la réaction de
fixation n'a pas de valeur diagnostique ni pronostique;
pourtant il concède qu'elle indique la teneur du sang
en anticorps et qu'elle peut contrôler les effets d'un
traitement par la tuberculine. Cette réaction aurait la
même signification que l'indice opsonique et serait plus
sûre.

MM. Laub et Novotny (1) qui opèrent sur des sérums
de cadavres, et Bach (2) sur des sérums de bovidés, sont
tout à fait hostiles à la méthode : elle serait plus fréquemment positive chez les individus sains que chez
les tuberculeux.

M. Armand-Delille (3) recherche chez 28 enfants la
présence des anticorps en même temps qu'il les éprouve
à la cuti-réaction. Les 2 méthodes sont concordantes
dans 26 cas ; dans 2 cas seulement, il y a fixation du
complément tandis que la cuti-réaction est négative.
Mais il faut remarquer que M. Armand-Delille se sert
d'une alexine *vieillie* qui, de ce fait, a perdu une grande
partie de sa valeur comme nous le verrons à propos du
complément.

Quelques auteurs et en particulier M. Armand-Delille ont préconisé l'emploi d'une méthode *simplifiée* (4)
qui consiste à utiliser le sérum du malade comme
alexine sans en faire varier la dose. Il est pourtant

---

(1) M. Laub et J. Novotny. *Wien. Klin. Woch.*, t. XXII, p. 1104, 5 août
1909.

(2) Victor Bach. *Thèse inaug.* École vétér. Dresde, 1909.

(3) P.-F. Armand-Delille. *Soc. de Biol.*, p. 706, 1er mai 1909.

(4) Armand-Delille. *Soc. de Biol.*, 17 juill. 1909, p. 155.

démontré qu'il existe des variations considérables dans
l'activité de l'alexine chez les individus sains ou malades.
D'autre part, on sait aujourd'hui que, la quantité d'alexine
fixée étant sensiblement proportionnelle aux quantités
d'antigène et d'anticorps mis en présence (Calmette et
Massol), une réaction minime passe inaperçue lorsqu'on
ne prend pas soin d'employer des doses *croissantes*
d'alexine en présence d'une quantité déterminée de
sérum.

MM. BEZANÇON et DE SERBONNES(1) emploient, eux
aussi, une alexine vieillie à la glacière pendant 10 à 15
jours. Ils ne font pas non plus varier les doses d'alexine.
Ces auteurs prélèvent le sérum du malade à 10 heures
du matin pour éviter l'influence qu'aurait la digestion.
L'antigène leur est fourni par une émulsion de bacilles
d'origine humaine obtenue par broyage dans l'eau physiologique d'une culture stérilisée et filtrée. Ils font
remarquer que la tuberculine a un pouvoir antagoniste
très marqué sur la réaction et que, pour cette raison, on
doit l'abandonner comme antigène. Ils insistent sur la
nécessité d'un dosage exact de l'antigène et du sérum
hémolytique.

Effectuant ainsi la réaction de fixation avec le sérum
de 150 malades, MM. Bezançon et de Serbonnes arrivent
à ce résultat qu'un tiers des tuberculeux notoires n'ont
pas d'anticorps. D'autre part, ils n'en décèlent jamais
chez les non tuberculeux. La réaction de fixation est

---

(1) F. BEZANÇON et H. DE SERBONNES. *Soc. de Biol.*, t. LXVII, p. 548,
20 nov. 1909, et *Journ. de Physiol. et Path. générale*, 15 nov. 1909, p. 1068.

souvent positive dans les cas de tuberculose fibreuse guérie. Les auteurs ont souvent remarqué aussi l'apparition et la disparition brusques des anticorps d'un sérum et ils ont plusieurs fois constaté la coïncidence de cette disparition des sensibilisatrices avec la rechute apparente de la maladie.

MM. Bezançon et de Serbonnes en concluent que la réaction de fixation ne renseigne ni sur le diagnostic ni sur le pronostic et qu'elle n'établit pas de différences entre les diverses formes de la tuberculose. Cependant ils sont d'avis que cette réaction donne des renseignements d'une certaine valeur sur l'évolution de la tuberculose par poussées successives.

MM. CAULFEILD et BEATTY (1) éprouvent 104 sérums en se servant comme antigènes d'une émulsion de bacilles et d'ancienne tuberculine. Ils obtiennent, chez les tuberculeux des premier, deuxième et troisième degrés, respectivement 33, 70 et 62 réactions positives pour 100 avec l'émulsion de bacilles, et 10, 48 et 44 pour 100 avec la tuberculine. De plus, parmi 49 sérums de sujets soumis à un traitement tuberculinique, 32 donnent la déviation du complément, tandis que 21 seulement la donnent sur 61 sérums de sujets non traités.

Comparant ensuite la réaction de Bordet-Gengou et les cuti et ophtalmo-réactions, les auteurs ne trouvent aucun parallélisme entre ces dernières et la présence des sensibilisatrices.

------

(1) H. CAULFEILD et BEATTY. *Journ. of med. Research.*, t. XXIV, f. 1, pp. 101-212, janv. 1911.

Dernièrement, Mlle Rosencrantz (1) a recherché les
anticorps tuberculeux dans 100 sérums de *nouveau-nés*
pris au hasard à la Maternité Baudelocque de Paris ; elle
recueillait le sang après la section du cordon et avant
l'expulsion du placenta. La méthode qu'elle suivit pour
exécuter ses réactions de Bordet-Gengou fut celle de
MM. Calmette et Massol, que nous indiquons plus loin.
En employant comme antigène un extrait bacillaire à
l'eau, elle obtint 14 réactions positives sur 100 ; avec
une émulsion de bacilles bovins tués à 100°, la réaction
fut positive 31 fois sur 100.

Enfin, MM. Karwacki et Otto (2) partant de cette
hypothèse que tous les anticorps prennent naissance
dans les foyers tuberculeux et s'y trouvent en abondance
alors que les autres humeurs n'en contiennent que des
traces, s'adressent aux *crachats* des tuberculeux pulmonaires. Ils obtiennent un exsudat des crachats en
mettant ceux-ci, dans un tube à essai, à l'étuve à 50-55°
pendant 24 heures ; ils opèrent sur le liquide clair qui
se forme à la partie supérieure. Leur technique consiste
à mélanger dans trois tubes 0,2 d'exsudat de crachats
et 0,5 d'émulsion aqueuse de bacilles tuberculeux
homogénéisés. Chacun des tubes est alors respectivement additionné de 2, 5 et 8 gouttes d'alexine fraîche,
et le volume ramené à 3 centimètres cubes avec de l'eau
salée. Le sérum hémolytique anti-mouton est employé
en quantité double de la dose minima active. Les glo-

---

(1) E. Rosencrantz. *Soc. de Biol.*, t. LXXI, p. 142, 22 juill. 1911.
(2) Léon Karwacki et Czeslas Otto. *Soc. de Biol.*, 25 nov. 1911, p. 523.

bules sensibilisés ont été ramenés à 2 centimètres cubes. On fait des témoins d'exsudat de crachats et d'antigène seuls.

Il résulte des expériences exécutées sur 20 crachats de tuberculeux bacillifères et de 6 crachats de non tuberculeux que ces derniers ne peuvent pas même fixer 2 gouttes d'alexine en présence d'antigène tuberculeux ; les crachats tuberculeux en sont au contraire très avides.

MARMOREK (1) a proposé, pour l'emploi de la réaction Bordet-Gengou, une nouvelle technique basée sur l'hypothèse suivante : les bacilles de Koch qui vivent dans l'organisme et qui sont les auteurs des lésions en activité, sécrètent une toxine différente de la tuberculine que l'on prépare dans les laboratoires. Cette toxine antigène serait révélée dans les sérums et les urines en se servant comme anticorps de sérum antituberculeux simple (2) de Marmorek. Il s'agit donc ici de déceler l'antigène et non plus l'anticorps.

La technique est la suivante : o cc. 3 de sérum ou 0,2 d'urine filtrée du malade sont mélangés avec o cc. 3 de sérum antituberculeux simple de Marmorek. L'alexine est fournie soit par le malade lui-même (à condition que son sérum soit frais), soit par du sérum de cobaye (si le sérum du malade n'est pas frais ou si l'on emploie l'urine qui ne contient pas d'alexine); on en met une goutte.

---

(1) A. MARMOREK. *Presse Médicale,* 2 et 6 janv. 1909.
(2) *Académie de Méd.,* 17 nov. 1903.

Le tout est porté à l'étuve à 37° pendant une heure ;
puis on ajoute o cc. 3 d'une dilution au dixième d'hématies de mouton et un sérum hémolytique pour le mouton dont la dose varie suivant son titre : cette dose doit
être reconnue suffisante dans une expérience antérieure
pour dissoudre les hématies en 45 minutes. Les tubes
bien agités sont alors placés à l'étuve pendant 45 minutes, puis on lit les résultats.

Ceux-ci sont sensiblement comparables, qu'on opère
sur les sérums ou les urines ; ils s'accorderaient avec le
diagnostic clinique dans 95 pour 100 des cas. M. Marmorek a pu constater ainsi toute une gamme d'hémo-
lyses partielles suivant la quantité plus ou moins grande
d'antigène contenue dans le sang ou les urines. D'après
l'auteur, plus l'hémolyse est faible, plus le malade est
intoxiqué.

M. Jacobson (1) remarquant que, dans la méthode de
Marmorek, une trop grande quantité d'alexine peut permettre l'hémolyse (l'antigène pouvant n'en dévier qu'une
partie) réduit la dose d'alexine à une demi-goutte.

M. Bergeron, dans une première série d'expériences (2), a cru pouvoir confirmer la valeur de la méthode de Marmorek.

Mais il reconnut plus tard (3) qu'il suffisait d'augmenter très légèrement (d'un cinquième) la dose d'hémolysine pour rendre toutes les réactions négatives. Or « on

---

(1) D. Jacobson. *Soc. de Biol.*, t. LXVIII, p. 50, 15 janv. 1910.
(2) André Bergeron. *Soc. de Biol.*, 27 nov. 1909, p. 588.
(3) A. Bergeron. *Soc. de Biol.*, 4 fév. 1911.

sait, dit M. Bergeron, que, dans le phénomène de Bordet-Gengou, la fixation vraie du complément est capable de résister à une dose encore plus élevée de sensibilisatrice. La réaction de Marmorek ne consiste certainement pas en une fixation vraie du complément ».

En effet, M. MASSOL (1) démontra que les résultats remarquables donnés par la méthode de Marmorek étaient dus à une *faute de technique* qu'il faut à tout prix éviter dans une réaction de Bordet-Gengou : l'emploi d'une dose trop faible de sérum hémolytique. Cette réaction n'est, peur ainsi dire, qu'un dosage d'alexine ; or ce dosage est d'autant plus sensible que la quantité de sérum hémolytique employée est plus grande.

Pour en donner un exemple, M. Massol fait porter la réaction sur les quatre mélanges suivants :

A. — Alexine 1 cc. 5 + eau 28 cc. 5.

B. — Alexine 1 cc. 5 + sérum de Marmorek 4 cc. 5 + eau 24 centimètres cubes.

C. — Alexine 1 cc. 5 + urines 3 centimètres cubes + eau 25 cc. 5.

D. — Alexine 1 cc. 5 + sérum de Marmorek 4,5 + urines 3 centimètres cubes + eau 21 centimètres cubes.

Et il remarque que si, avec *une* dose de sérum hémolytique il faut, pour obtenir l'hémolyse, respectivement plus de 1 centimètre cube de A, plus de 2 centimètres cubes de B, de C ou de D, il suffit, pour avoir le même

---

(1) L. MASSOL, in thèse René PIERRET. *Contribution à l'étude des urines des tuberculeux*, p. 51, Lille, 1910.

résultat en employant *deux* doses de sérum hémolytique, d'utiliser 1 centimètre cube de A, 1 cc. 5 de B, 1 centimètre cube de C ou de D. Avec *trois* doses, il suffira de o cc. 7 de A, B, C ou D ; avec *quatre* doses, de o cc. 7 de A, o,5 de B, o,7 de C ou D ; avec *dix* doses, de o,6 de A, de o,4 de B, o,6 de C ou D.

Il faut donc, pour conserver toute sa valeur à une réaction de fixation, n'employer que des doses *maxima* de sérum hémolytique, sous peine de s'exposer à noter comme positives des réactions qui, recommencées avec de plus fortes quantités de sérum, eussent été *négatives*.

Aussi la méthode de Marmorek ne fournit-elle que des résultats nuls entre les mains de M. Massol.

Dernièrement MM. Debré et Paraf ont cherché à déceler la présence de *l'antigène* (1) tuberculeux dans les liquides pleuraux et ascitiques. Cette « réaction de l'antigène » leur a semblé avoir une valeur réelle malgré l'erreur qui peut résulter de l'existence d'anticorps à côté de l'antigène dans les humeurs examinées. Les auteurs ont d'ailleurs essayé d'écarter cette cause d'erreur en chauffant les liquides à 72° pour détruire les anticorps.

Depuis 1908, MM. Calmette et Massol ont fait toute une série d'expériences tendant à mettre au point la question des anticorps des sérums de tuberculeux.

Ils ont tout d'abord montré qu'on peut obtenir des

---

(1) Robert Debré et Jean Paraf. *Soc. de Biol.*, t. LXXI, pp. 65 et 169, 8 et 22 juill. 1911.

sérums riches en sensibilisatrices antituberculeuses en injectant soit à des chevaux, soit à des bovidés, des doses répétées et espacées d'extrait bacillaire (1). Mais ils ont remarqué que la production des sensibilisatrices était liée à la manière dont on pratiquait les injections : ainsi, un cheval neuf reçoit deux doses successives de 20 centimètres cubes d'extrait bacillaire (contenant 2 pour 100 d'extrait sec), à douze jours d'intervalle ; les anticorps apparaissent brusquement abondants dans le sérum de la saignée faite le douzième jour après la dernière injection. Si l'on continue les injections d'extrait bacillaire à plus haute dose (de 40 à 100 centimètres cubes) répétées aux mêmes intervalles, les sensibilisatrices disparaissent totalement et il ne s'en produit plus par la suite.

Par contre, si l'on injecte à un autre cheval seulement de petites doses d'extrait bacillaire (2 centimètres cubes dilués dans 20 centimètres cubes d'eau) répétées quotidiennement pendant vingt jours, l'animal fournit, dès le deuxième jour après la dernière injection, un sérum beaucoup plus riche en sensibilisatrices que celui traité dans les conditions précédemment indiquées.

Ils ont établi ensuite les conditions d'obtention de la réaction de déviation du complément avec les antigènes et les anticorps tuberculeux : la quantité d'alexine fixée est sensiblement proportionnelle aux quantités d'antigène et d'anticorps mis en présence. Pour affirmer

---

(1) A. CALMETTE et L. MASSOL. *Soc. de Biol.*, 13 nov. 1909, p. 528 et 15 janv. 1910, p. 48.

qu'un sérum ne contient pas d'anticorps, il est donc indispensable, disent MM. Calmette et Massol, de l'essayer en présence de *doses faibles et croissantes d'alexine*.

Les mêmes auteurs ont étudié l'influence d'un excès d'anticorps ou d'antigène sur la réaction : quand l'anticorps est en excès sur l'antigène, il n'y a plus de fixation. Mais ce fait ne peut se produire qu'avec des sérums beaucoup plus riches en anticorps que ceux que l'on observe dans la pratique, chez l'homme ou chez les animaux tuberculeux. L'excès d'antigène est peu redoutable ; il diminue légèrement la fixation.

Quelque temps après, en étudiant les sérums d'animaux en cours de vaccination, MM. Calmette et Massol ont observé que certains d'entre eux acquièrent la curieuse propriété d'empêcher la réaction de fixation de se produire, autrement dit de l'*inhiber* (1), lorsqu'on introduit une petite quantité de ces sérums dans un mélange antigène + anticorps avant d'ajouter l'alexine. La propriété inhibitrice ne se manifeste pas si l'on introduit le sérum inhibant dans le mélange antigène + anticorps une heure après avoir ajouté l'alexine. Si, dans une réaction de fixation effectuée en présence d'un sérum inhibant, on fait varier successivement les quantités d'antigène (extrait bacillaire) ou d'anticorps, en employant uniformément la dose de 0 cc. 05 de sérum inhibant, on voit que l'excès d'anticorps n'exerce aucune influence ; par contre, au fur et à mesure que la proportion d'antigène s'accroît, la réaction de fixation se ma-

---

(1) CALMETTE et MASSOL. *Soc. de Biol.*, 5 fév. 1910, p. 224.

nifeste de nouveau et l'inhibition est masquée. MM. Calmette et Massol ont alors démontré expérimentalement que *les sérums inhibants contenaient eux-mêmes des anticorps dont la présence était masquée par la propriété inhibitrice*. L'inhibition masque donc l'existence des anticorps jusqu'à ce que son affinité pour l'antigène soit satisfaite, et cette affinité est plus grande que celle des anticorps pour l'antigène.

Ces constatations ont déterminé MM. Calmette et Massol à diviser *les sérums en deux groupes* (1) :

1° Ceux qui renferment uniquement des anticorps ; ces sérums donnent la réaction de Bordet-Gengou en présence des plus faibles doses d'antigènes. Ajoutés en grand excès à la même dose d'antigène, ils ne modifient pas la fixation.

2° Ceux qui renferment à la fois des anticorps et l'inhibitrice. Ces sérums ne donnent la réaction de Bordet-Gengou qu'en présence de doses d'antigène élevées. Employés en excès, ils ne dévient pas le complément.

Les auteurs ont remarqué aussi que les sérums à anticorps mis en contact avec des bacilles antigènes, ne se comportent pas tous de la même façon : les uns (ceux du 1er groupe, uniquement sensibilisants) fixent leurs anticorps indifféremment sur l'antigène soluble du milieu ou sur celui adhérent aux bacilles ; les autres (ceux du 2e groupe, à la fois inhibants et sensibilisants) fixent exclusivement leurs anticorps sur les bacilles.

---

(1) **Calmette** et **Massol**. *Soc. de Biol.*, 22 juill. 1911, t. LXXI, p. 191.

On arrive à la même conclusion en utilisant comme antigène des extraits bacillaires aqueux : en général ces extraits ne renferment pas l'antigène correspondant aux anticorps contenus dans les sérums inhibants. Par contre, les émulsions de bacilles résiduels de la préparation des extraits bacillaires aqueux permettent toujours de déceler les anticorps des sérums inhibants. Cette constatation se vérifie avec les bacilles tuberculeux de diverses origines et même avec certains paratuberculeux.

L'inhibitrice agissant à la fois sur l'antigène soluble (réactif des sérums uniquement sensibilisants) et sur l'antigène représenté par les bacilles débarrassés des extraits solubles (réactif des anticorps qui coexistent avec l'inhibitrice dans le même sérum), la propriété inhibante ne permet pas de différencier les antigènes.

Au contraire, disent MM. Calmette et Massol, les deux groupes de sérums à anticorps peuvent faire supposer l'existence de *deux antigènes,* l'un facilement soluble, qui n'agit que sur certains sérums uniquement sensibilisants, et l'autre plus difficilement soluble, actif vis-à-vis des précédents, et aussi vis-à-vis des sérums à la fois inhibants et sensibilisants. Inversement, l'étude du phénomène de la déviation du complément, en partant de l'un ou de l'autre de ces antigènes, *permet de classer dans ces deux groupes les sérums de sujets tuberculeux ou rendus résistants à l'égard de la tuberculose* par une atteinte antérieure bénigne. Les auteurs pensent qu'on pourra peut-être établir une relation entre cette *classification* et l'*évolution* de la tuberculose.

CHAPITRE II

TECHNIQUE DE LA RÉACTION DE FIXATION POUR LA RECHERCHE DES ANTICORPS DANS LES SÉRUMS DE TUBERCULEUX.

Nous indiquerons la façon de préparer et de titrer les divers éléments nécessaires pour exécuter la réaction de fixation : globules rouges, sérum hémolytique, alexine, antigènes et sérum du malade. Nous exposerons ensuite le dispositif de l'expérience.

I. — GLOBULES ROUGES. — On emploie généralement les globules de mouton qu'on peut se procurer facilement. Le sang est recueilli directement dans un flacon stérilisé rempli au dixième de perles de verre ; on l'agite ensuite jusqu'à ce que la fibrine soit séparée et que le sang surnageant soit absolument liquide. Ce sang défibriné est alors enlevé avec une petite pipette à boule et disposé dans un tube de centrifuge afin de *laver* les globules pour les débarrasser de leur sérum : on met environ 1/4 de sang en ayant soin de marquer le niveau, et l'on ajoute 3/4 d'eau salée physiologique stérilisée à 8,5 de chlorure de sodium par litre. Les globules sont séparés par centrifugation, et l'on décante le liquide surnageant en ne laissant au fond du tube que le culot de globules. Cette opération est recommencée trois fois. Après le troisième lavage et la décantation, on ajoute de l'eau salée physiologique jusqu'au trait qui indique le niveau primitif du sang défibriné, afin de ramener la suspension de globules dans l'eau physiologique au même volume que le sang correspondant.

Puis, on dilue les globules *de moitié* avec de l'eau salée physiologique.

On emploiera pour la déviation du complément une goutte de cette dilution, soit o cc. o5, donc o cc. o25 de globules (quantité qui paraît être la plus favorable pour un volume de 3 centimètres cubes sous lequel sera faite l'hémolyse).

Les globules peuvent se conserver 3 semaines et davantage à la glacière dans des tubes stérilisés bouchés au coton. Un autre procédé de conservation consisterait (d'après P. F. Armand-Delille) à les additionner, aussitôt après le lavage, de formol pur du commerce (à 4o volumes) dans la proportion de i pour 5oo.

II. — Sérum hémolytique. — Pour obtenir un sérum hémolytique (sensibilisatrice) spécifique vis-à-vis des globules rouges qui vont servir à l'expérience, on inocule aseptiquement, sous la peau d'un lapin, i centimètre cube de ces globules après les avoir lavés comme nous l'avons indiqué. Cette injection est recommencée tous les trois jours à trois reprises différentes. Cinq jours après la dernière injection, le sérum du lapin

contient des hémolysines anti-mouton. Il est alors sai-
gné. Lorsque le sang est coagulé, on décante le sérum ;
celui-ci est réparti dans de petits flacons que l'on fait
chauffer à 58° trois jours de suite pendant une demi-
heure pour détruire l'alexine et les germes qui pourraient être une cause d'altération.

Titrage du sérum hémolytique. — On le dilue au 1/100°
dans l'eau salée physiologique. On met dans des tubes
à essai o cc. 1, o cc. 2, etc... jusqu'à 1 centimètre cube
ou plus si c'est nécessaire. On complète tous les tubes
au même volume (1 centimètre cube par exemple) avec
de l'eau salée physiologique. On ajoute 1/10° de centimètre cube d'alexine fraîche de cobaye, 1 goutte de globules, et l'on complète tous les tubes à 3 centimètres
cubes avec de l'eau salée en ayant soin de faire tourner
le tube entre les doigts afin de bien en laver les parois.
Enfin, on place à l'étuve à 37° pendant une heure.

Si l'hémolyse commence dans le tube contenant
o cc. 5 de sérum hémolytique, on dit que ce sérum
hémolyse à o cc. oo5 en présence de o cc. 1 d'alexine
fraîche de cobaye.

Dans la réaction de fixation, il faudra employer une
dose *maxima* de sérum hémolytique 10 *à* 20 *fois supérieure à la dose minima* nécessaire à produire l'hémolyse (v. p. 196).

III. — ALEXINE. — Il faut toujours employer, comme
alexine, du sérum frais de cobaye (le sang a été recueilli
par ponction du cœur ou par saignée dans la carotide).

Mais on devra se rappeler que le pouvoir alexique est *variable* d'un cobaye à l'autre ; que, de plus, il s'atténue *de la moitié de sa valeur initiale* si l'alexine reste diluée sous le volume de 2 centimètres cubes pendant une heure (temps nécessaire à la fixation), ainsi que l'ont montré MM. Massol et Grysez (1).

L'influence du *vieillissement* sur la valeur de l'alexine a été également très étudiée par ces mêmes auteurs (2). Conservant dix sérums de cobayes à la glacière (température 6°), ces auteurs ont vu que leur pouvoir alexique baissait rapidement dès le deuxième jour ; vers le 9e jour, un seul a conservé 50 pour 100 de sa valeur, les autres seulement 12 à 37 pour 100. Après 16 jours, les pouvoirs alexiques ont perdu de 85 à 90 pour 100 de leur valeur : à ce moment, l'alexine devient pratiquement inutilisable.

MM. Massol et Grysez ont recherché aussi l'action de la *dessiccation* sur l'alexine : après avoir placé des sérums de cobayes dans des boîtes de Pétri stériles et les avoir desséchés dans le vide à basse température, ils les ont broyés puis enfermés dans des flacons bouchés à l'émeri et conservés à la température du laboratoire. Le titrage de ces sérums desséchés a montré que plus la dessiccation est complète, mieux est assurée la conservation de l'activité de l'alexine. D'autre part, le pouvoir alexique baisse tout d'un coup du fait de la dessiccation ; mais, par la suite, sa valeur baisse beaucoup moins vite que celle des sérums liquides : ainsi au dixième jour, sur cinq sérums étudiés, trois

(1) L. Massol et V. Grysez. Sur les variations du pouvoir alexique du sérum frais de cobaye. *Soc. de Biol.*, t. LXVIII, p. 588, 9 avril 1910.
(2) L. Massol et V. Grysez. *Soc. de Biol.*, 14 mai 1910, p. 825.

avaient conservé leur valeur initiale. Après le 20ᵉ jour, les alexines desséchées ont perdu de 80 à 90 pour 100 de leur valeur ; dans la suite, le pouvoir alexique varie peu. Ces alexines sèches semblent par conséquent susceptibles de rendre des services quand on ne peut se procurer de l'alexine fraîche du jour même ou de la veille.

Un autre procédé a été indiqué par MM. Massol et Nowaczinsky (1) pour empêcher l'affaiblissement rapide du pouvoir alexique. Ces auteurs ont en effet constaté que l'hypertonicité du sérum conservait ce pouvoir dans une certaine mesure. Aussi conseillent-ils d'ajouter au sérum frais 1/10ᵉ de son volume d'eau salée saturée (36 grammes de chlorure de sodium par litre d'eau), c'est-à-dire que le mélange sera quatre fois tonique. Ce taux de sel n'aura aucun inconvénient puisque, pour exécuter la réaction de fixation, on dilue le sérum de cobaye à l'eau salée physiologique ; il suffira donc de faire la dilution avec de l'eau distillée qui rendra la tonicité normale.

Par cette méthode, le sérum de cobaye conserve son pouvoir alexique une dizaine de jours ; après dix-huit jours, il possède encore 75 pour 100 de sa valeur, et au bout de 25 jours, encore 25 pour 100.

On voit, d'après ces résultats, qu'il est indispensable de *titrer les alexines* avant de les employer, pour déterminer la *dose minima active,* variable avec chaque alexine, qui permettra de déceler les plus faibles traces de sensibilisatrices. Il faudra en outre se rappeler qu'après une heure de dilution sous le volume de 2 centimètres cubes (temps nécessaire à la fixation) *cette dose minima est environ 2 fois plus grande* que celle déterminée immédiatement (Calmette, Massol et Grysez).

---

(1) L. Massol et J. Nowacsinsky. *Soc. de Biol.,* 19 nov. 1910.

Titrage de l'alexine. — On fait une dilution au $1/100^e$ du sérum de cobaye avec de l'eau salée physiologique à 8,5 pour 1 000. On met dans des tubes à essai o cc. 1, o cc. 2, o cc. 3, etc... 1 centimètre cube de cette alexine diluée, ou de plus fortes doses si celles-ci sont insuffisantes pour obtenir l'hémolyse (comme le fait se présente quand l'alexine est vieille). On complète tous les tubes au même volume (jusqu'à 2 centimètres cubes par exemple) avec de l'eau salée. On ajoute le sérum hémolytique inactivé (toujours en excès), 1 goutte de sang, et l'on complète de nouveau chaque tube jusqu'à 3 centimètres cubes avec de l'eau salée. On porte une heure à l'étuve à 37°.

La dose d'alexine restée libre (non fixée) est indiquée par le premier tube de la série où l'on constate l'hémolyse et *l'on prendra une dose double de celle-ci comme dose minima dans l'expérience de fixation.*

Afin de ne pas employer l'alexine sous un trop grand volume qui gênerait l'opération, on en fera une dilution telle que un dixième de centimètre cube contienne la dose minima (pour l'alexine fraîche de cobaye, la dilution à réaliser varie en général du sixième au dixième.)

IV. — Sérum du malade. — Le sang du malade sera obtenu par ponction veineuse ou par ventouses scarifiées (celles-ci pouvant se trouver, avec avantage, munies d'un réservoir sphérique pour recueillir le sang et d'une tubulure pour faire le vide) (1). De toute façon,

---

(1) Mézie. *Soc. de Biol.*, 7 janv. 1911.

il faudra auparavant faire bouillir l'aiguille et la seringue ou les ventouses dans l'eau salée physiologique à 8,5 pour 1000 et nettoyer la peau du malade au savon, à l'éther et à l'alcool, puis à l'eau salée physiologique.

Afin d'obtenir les 5 ou 6 centimètres cubes de sérum nécessaires à la recherche des anticorps, on prélèvera de 15 à 20 centimètres cubes de sang.

Le sérum décanté au bout de 24 heures au moyen d'une pipette stérile sera *chauffé 30 minutes à 56° pour détruire l'alexine*. On pourra le conserver ensuite très longtemps à la glacière sans altérations.

V. — Antigènes. —. Les divers antigènes tuberculeux (tuberculines, extraits bacillaires, bacilles) et leur valeur respective ont été étudiés surtout par MM. Calmette et Massol (1). Ces auteurs, nous l'avons vu plus haut, ont divisé les sérums contenant les anticorps tuberculeux en deux groupes : 1° Les uns uniquement *sensibilisants,* qui fixent leurs anticorps indistinctement sur l'antigène des bacilles soluble dans l'eau et sur l'antigène qui reste adhérent aux bacilles épuisés par l'eau distillée ; 2° les autres à la fois *sensibilisants et inhibants* qui ne fixent leurs anticorps que sur l'antigène insoluble dans l'eau, alors que leur inhibitrice peut être décelée au moyen des deux antigènes.

MM. Calmette et Massol ont établi cette classification

---

(1) A. Calmette et L. Massol. Sur la fonction antigène des tuberculines. *C. R. Acad. des Sciences*, 14 août 1911, p. 420 et *Soc. de Biol.*, t. LXXI, p. 341, 28 oct. 1911.

en préparant deux antigènes à partir des bacilles tuberculeux : l'un (*extrait bacillaire I*) préparé par l'eau distillée, capable de fixer les anticorps contenus dans les
sérums du premier groupe (sérums uniquement sensibilisants) ; l'autre (*extrait bacillaire II*) préparé par l'eau
peptonée à 10 pour 100, capable de fixer les anticorps
contenus dans les sérums du premier groupe et aussi
du second groupe (sérums sensibilisants et inhibants).

Préparation de l'extrait bacillaire I. — Des cultures de
tuberculose bovine en bouillon glycériné sont stérilisées à 100°
et filtrées. Les bacilles recueillis sur le filtre sont lavés abondam-
ment à l'eau froide. On les réunit ensuite dans un ballon avec
de l'eau distillée. On porte à 100° pendant une heure, on laisse
24 heures en contact et on filtre. On répète la même opération
jusqu'à ce que les bacilles d'un litre de culture aient été épuisés
par six litres d'eau environ. Tous les filtrats réunis sont con-
centrés dans le vide à 60° et réduits à 10 centimètres cubes par
litre de culture initiale. On enlève ainsi aux bacilles o gr. 2 à
o gr. 4 d'extrait sec.

Préparation de l'extrait bacillaire II. — On laisse macérer
pendant 48 heures au bain-marie à 65°, 5 grammes de bacilles
secs, par exemple, dans 100 centimètres cubes d'une solution de
peptone de Witte à 10 pour 100 dans l'eau distillée, et on filtre
ensuite.

En étudiant la tuberculine ancienne de Koch,
MM. Calmette et Massol avaient vu, en effet, que, seule,
la peptone qui entre dans la composition de cette
tuberculine, avait la propriété d'enlever aux bacilles
l'antigène insoluble dans l'eau.

La *tuberculine brute* (ancienne de Koch) possède les deux antigènes ; mais elle contient des substances complexes et inactives qui sont nuisibles à la réaction de fixation. L'extrait bacillaire II peptoné lui est donc préférable.

La tuberculine brute perd beaucoup de sa valeur comme antigène lorsqu'on la *précipite par l'alcool* sous prétexte de la purifier. En cet état, elle ne fixe que rarement les anticorps contenus dans les sérums du premier groupe et elle ne fournit jamais la réaction de déviation avec les anticorps contenus dans les sérums du second groupe.

Les tuberculines obtenues par simple évaporation des cultures après séparation des bacilles, n'ont aucune valeur comme antigène.

Après l'extrait bacillaire II peptoné, les *bacilles secs* tués à 100° et émulsionnés à 1 pour 1 000 dans l'eau physiologique, représentent le meilleur antigène puisqu'ils permettent dans tous les cas, comme le fait l'extrait bacillaire II, de fixer les anticorps que renferment les sérums de tuberculeux, même lorsque ces sérums contiennent l'inhibitrice. Cependant le louche que déterminent les bacilles dans les tubes à réaction est, pour l'interprétation des résultats, un inconvénient que ne présente pas l'extrait bacillaire II.

En pratique, il est conseillé de toujours vérifier comparativement avec des bacilles secs la valeur d'un antigène.

Détermination du pouvoir antigène des diverses tubercu-

lines. — Voici la technique de MM. Calmette et Massol (1), qui peut s'appliquer à tous les antigènes :

« La mesure de la valeur antigène d'une tuberculine peut s'effectuer de deux manières :

« 1° En variant la dose d'antigène et laissant toutes les autres conditions fixes;

« 2° En prenant une dose fixe d'antigène, des doses variables d'alexine et laissant toutes les autres conditions constantes (2). »

« Dans l'un et l'autre cas, on doit s'assurer que le sérum sensibilisant est en léger excès sur l'antigène : on peut alors calculer la quantité d'alexine que fixe un volume déterminé d'antigène.

MÉTHODE I. — « Prenons par exemple une série de dix tubes dans chacun desquels nous introduirons la même dose de sérum sensibilisateur (à anticorps) et des doses variables (telles que o cc. 1, o cc. 2, o cc. 3... 1 centimètre cube) d'une dilution de la tuberculine dont il s'agit de déterminer le pouvoir antigène. Dans chaque tube, nous ajoutons ensuite la même dose d'alexine de cobaye, par exemple o cc. o5, soit 10 doses minima, si o cc. oo5 de cette alexine représente la dose minima capable de provoquer l'hémolyse en présence d'une dose fixe du sérum hémolytique dont on doit faire usage. On complète partout à 2 centimètres cubes avec

---

(1) A. CALMETTE et L. MASSOL. *Soc. de Biol.*, t. LXXII, p. 15, 6 janv. 1912.

(2) CALMETTE et MASSOL. *C. R. Soc. de Biol.*, 13 nov. 1909.

H²O physiologique et on porte à l'étuve à 37° pendant
1 heure. Au bout de ce temps, on ajoute à chaque tube
la même dose d'émulsion de globules lavés de mouton
par exemple, et o cc. 1 d'un sérum hémolytique cheval
anti-mouton (dont o cc. oo5 est la dose minima hémolytique en présence d'un excès d'alexine). On porte de
nouveau à l'étuve à 37° et on lit les résultats après
3o minutes d'abord, puis après dix-huit heures de
séjour à la température du laboratoire.

« Si l'on constate qu'il n'y a pas d'hémolyse dans les
tubes qui contiennent o cc. 3 et plus de la dilution de
tuberculine, tandis que l'hémolyse est totale dans ceux
qui n'en renferment que o cc. 1 et o cc. 2, on en conclut
qu'à la dose de o cc. 3, la dilution d'antigène dont il
s'agit fixe o cc. o5 d'alexine, soit 10 doses d'une alexine
dont o cc. oo5 représente la dose minima capable de
provoquer l'hémolyse en présence d'un excès de sérum
hémolytique inactivé ».

MÉTHODE II. — « Pour déterminer avec plus de précision la valeur de notre antigène, nous employons une
dose unique de ce dernier, o cc. 25 par exemple, déterminée par l'expérience précédente, et des doses variables d'alexine (o cc. o1, o cc. o2, o cc. o3..., o cc. o6), en
laissant toutes les autres conditions constantes. Des
tubes témoins contiennent séparément l'antigène seul
et la sensibilisatrice seule avec les mêmes doses
d'alexine. Cette expérience détermine aussi exactement
que l'on veut le nombre (N) de doses minima d'alexine
que peut fixer le volume d'antigène employé (V). Pour

comparer les divers antigènes, il suffit d'établir pour chacun d'eux les rapports $\dfrac{N}{V}$. Un antigène dont o cc. o1 dévie 10 doses d'alexine, a pour valeur $\dfrac{10}{0,01} = 1\,000$.

1 centimètre cube de cet antigène est capable de dévier 1 000 unités d'alexine.

Un autre antigène dont o cc. o2 fixe 9 doses d'alexine a pour valeur $\dfrac{9}{0,02} = 45o$. Ce dernier est 2,22 fois plus faible que le précédent.

La valeur d'un antigène déterminée en présence d'un sérum connu et exprimée en unités d'alexine fixée, représente un nombre qui ne varie pas, pourvu que le système hémolytique (hématies lavées et hémolysine) reste constant, ce qui est d'ailleurs facile à obtenir ».

VI. — DESCRIPTION DE LA RÉACTION DE FIXATION. — Nous donnerons également la technique de MM. Calmette et Massol (1), qui est générale et permet de titrer les anticorps contenus soit dans les sérums « antituberculeux » dont on se propose de faire usage, soit dans le sérum des malades au cours de la tuberculose, ou d'un traitement tuberculinique. On peut, grâce à cette technique, déceler les anticorps dans les deux groupes de sérums (sérums à sensibilisatrices, sérums à sensibilisatrices et inhibitrices) à condition de se servir comme antigène d'une émulsion de bacilles tuberculeux secs

---

(2) A. CALMETTE et L. MASSOL. *Soc. de Biol.*, 6 janv. 1912, p. 16.

tués par la chaleur, ou d'extrait bacillaire II (peptoné) dont nous avons indiqué la préparation.

Lorsqu'on a préparé et titré les différents éléments nécessaires à la réaction de fixation, la recherche des anticorps et leur détermination quantitative peut être calquée sur celle des antigènes. Pour les sérums dits « antituberculeux » riches en anticorps, la mesure quantitative, pour être suffisamment rapide et précise, doit être effectuée suivant les règles établies plus haut dans les méthodes I et II pour les antigènes.

Pour les sérums de malades tuberculeux qui sont toujours beaucoup plus pauvres en anticorps, la méthode II peut suffire *à condition que les derniers tubes contenant les plus grandes quantités d'alexine soient hémolysés*.

L'expérience comporte toujours trois séries de tubes :

1° Antigène + sérum à étudier (5 tubes au moins) ;

2° Antigène seul (3 tubes) ;

3° Sérum seul (3 tubes).

On met dans tous les tubes des première et deuxième séries la même dose d'antigène qu'on a déterminée précédemment, et, dans tous les tubes des première et troisième séries o cc. 5 de sérum à étudier.

Puis, chacune des séries reçoit des *doses d'alexine allant en croissant* depuis la dose minima (dose double de celle qui a été précisée auparavant dans le titrage de l'alexine), par exemple o cc. o1, o cc. o2, ...o cc. o5. On complète chaque tube à 2 centimètres cubes avec de l'eau salée physiologique à 8,5 pour 1 000 en ayant soin de faire tourner le tube pour entraîner l'alexine qui aurait pu adhérer aux parois. Le tout est mis à l'étuve à 37° pendant une heure. Puis, on ajoute dans chaque tube une goutte de globules de mouton lavés et préparés comme nous l'avons indiqué, et o cc. 1 d'un sérum hémolytique anti-mouton inactivé (dont o cc. oo5 est la dose minima hémolytique en présence d'un excès d'alexine). On complète ensuite chaque tube à 3 centimètres cubes avec de l'eau salée en lavant les parois. On porte de nouveau à l'étuve à 37° et on note les résultats au bout d'une demi-heure, puis après 18 heures à la température du laboratoire.

L'alexine est déviée dans les tubes où l'on ne constate pas d'hémolyse. *La réaction est positive* (existence d'anticorps) *si l'alexine déviée par le mélange antigène + sérum* (tubes série I) *est supérieure à la somme des volumes d'alexine déviée par l'antigène et l'anticorps séparément* (tubes séries II et III).

Définition de l'unité d'anticorps. — Si le volume V de sérum dévie N doses minima d'alexine, le rapport $\dfrac{N}{V}$ représente le nombre de doses minima d'alexine que peut dévier 1 centimètre cube de sérum. Il en résulte que l'*unité* de sensibilisatrices ou d'anticorps, comme celle d'antigène, peut être représentée par la quantité d'anticorps capable de dévier une dose minima d'alexine (Calmette et Massol).

CHAPITRE III

RECHERCHES PERSONNELLES SUR LES ANTICORPS

Employant exactement la technique de MM. Calmette et Massol' telle que nous venons de la décrire, nous avons recherché la présence d'anticorps dans *104* sérums (67 sérums d'hommes tuberculeux, 19 sérums de bovidés tuberculeux, 18 sérums de bovidés sains).

Le tableau suivant donne nos résultats : nous en rapportant à la définition précitée de l'unité de sensibilisatrices ou d'anticorps, *nous exprimons la quantité d'anticorps contenue dans chaque sérum par le nombre de doses minima d'alexine déviées par 1 centimètre cube de ce sérum.*

Nous n'avons pu disposer que de 4 ou 5 tubes de sérum au plus pour chaque série, l'échantillon de sérum qu'on a à sa disposition étant généralement d'un volume restreint.

Pour cette même raison, il nous a été impossible de fractionner autant que nous l'eussions désiré ncs doses d'alexine ; c'est ce qui explique l'impossibilité où nous nous trouvons souvent de donner un nombre exact des doses d'alexine fixées, lorsque, par exemple, on constate une hémolyse partielle en un tube placé entre deux autres dont l'un montre une fixation complète et l'autre une hémolyse complète, ou bien encore lorsque le premier tube (1 dose d'alexine) de la série présente une hémolyse partielle ; dans ce dernier cas, nous marquons dans notre tableau que « moins de 2 » doses d'alexine ont été fixées.

Tous les anticorps étant décelés en employant comme antigène les bacilles secs ou l'extrait bacillaire II (peptoné), tandis que l'extrait bacillaire I (à l'eau), ne décèle que certains de ces anticorps, nous classerons nos sérums en *deux groupes* (dont il a été question plus haut) :

Dans le *premier groupe* figureront les sérums qui contiennent les anticorps décelables par les deux sortes d'antigènes ; dans le *deuxième groupe* les sérums dont les anticorps ne sont révélés que par l'antigène insoluble dans l'eau (bacilles secs ou extrait bacillaire peptoné).

En un *troisième* tableau seront groupés les sérums (dont nous avions un volume insuffisant) qui n'ont été essayés qu'avec une seule sorte d'antigène (l'antigène insoluble dans l'eau).

Un *quatrième* tableau réunira les sérums de tuberculeux (hommes et bovidés) qui ne présentent pas d'anticorps.

Enfin les sérums de bovidés sains composeront le *cinquième* tableau.

1° Premier groupe. — Sérums contenant des anticorps décelés par les deux sortes d'ant·gènes (sérums sensibilisants).

SÉRUMS	EXTRAIT BACILLAIRE à l'eau.	EXTRAIT BACILLAIRE peptoné.	ÉMULSION DE BACILLES SECS	TÉMOINS		DIAGNOSTIC CLINIQUE
				SÉRUM	ANTIGÈNES	
1	2	2 à 4		o	o	Tuberculeux, 2ᵉ période. Fébricitant, mauvais état.
2	2 à 4	6 à 8		o	o	Tuberculeux, 2ᵉ période; résistant.
3	— de 2	2 à 4		o	o	Tuberculeux. Congestion du sommet droit. Pleurésie sèche aux bases. Fièvre.
4	2	2 à 4		o ,	o	Tuberculose au début du sommet droit. Apyrétique.
5	+ de 8	+ de 8		o	o	Tuberculeux à la 3ᵉ période; apyrétique, très résistant; évolution très lente.
6	+ de 6	+ de 6		o	o	Tuberculeux, 2ᵉ période, fièvre légère.
7	+ de 8	+ de 8		o	o	Tuberculeux, 3ᵉ période; apyrétique, très résistant.
8	2	4		o	o	Tuberculeux, 3ᵉ période; cavernes. Apyrétique, résistant.
9	— de 2	2 à 4		o	o	Ramollissement du sommet droit; bon état général.
10	— de 2	2 à 4	2 à 4	o	o	Tuberculeux au début; hémoptysie.
11	4 à 6	6 à 8	6 à 8	o	o	Tuberculeux, 2ᵉ période; évolution lente. Résistant.
12	— de 2	— de 2	— de 2	o	o	Tuberculose du sommet; bon pronostic.
13	— de 2	4		o	o	Tuberculose du sommet; bon pronostic.
14	+ de 4	+ de 8		o	o	Tuberculeux, 2ᵉ période. résistant.
15	+ de 4	+ de 8		o	o	Tuberculose du sommet. Adénite cervicale. Très bon état.
16	+ de 6	+ de 8		o	o	Infiltration des 2 sommets; mauvais pronostic.

SÉRUMS	EXTRAIT BACILLAIRE à l'eau.	EXTRAIT BACILLAIRE peptoné.	ÉMULSION DE BACILLES SECS	TÉMOINS SÉRUM	TÉMOINS ANTIGÈNES	DIAGNOSTIC CLINIQUE
17	+ de 8	+ de 10		o	o	Tuberculose du sommet depuis 1 an 1/2, évolution très lente. Augmentation de poids. Très peu de fièvre.
18	2 à 4	2 à 4		— de 2	o	Tuberculeux à la 2ᵉ période : état général médiocre.
19	+ de 10	+ de 10		o	o	Tuberculeux, 40 ans. Forte bronchite il y a 3 ans. Coxalgie de la hanche droite depuis 1 an. Tousse beaucoup. Apyrétique; bon état général.
20	2 à 4	4 à 6		o	o	Tuberculeux, 47 ans. Tousse depuis 2 ans. Amaigrissement notable. Caverne au sommet droit.
21	+ de 10	+ de 10		2	o	Tuberculeux, 26 ans. Tumeur blanche du cou-de-pied. Caverne au sommet droit. Se maintient.
22	+ de 10	+ de 10		— de 2	o	Tuberculeuse, 40 ans. Bronchite à 15 ans. Malade depuis 1 an 1/2, a beaucoup maigri. Caverne au sommet gauche.
23	+ de 8	+ de 8		o	o	Tuberculeux, 3ᵉ période; caverne aux 2 sommets.
24	+ de 10	+ de 10		o	o	Tuberculeuse, 22 ans. Tousse depuis 2 ans. Ramollissement du sommet droit; respiration soufflante à gauche. Fièvre.
25	— de 2	+ de 8		o	o	Tuberculeuse, 20 ans; bronchite à 27 ans; a beaucoup maigri depuis. Caverne à gauche. Respiration soufflante à droite. Sueurs. Fièvre.
26	2	2 à 4		— de 2	o	Tuberculeux à la 2ᵉ période; fébricitant.
27	4 à 6	+ de 8		— de 2	o	Tuberculeux à la 3ᵉ période; apyrétique.
28	4 à 6	+ de 8	+ de 8	2 à 4	o	Tuberculeux à la 3ᵉ période; apyrétique.
29	— de 2		+ de 8	o	o	Tuberculeux à la 2ᵉ période.

SÉRUMS	EXTRAIT BACILLAIRE à l'eau.	EXTRAIT BACILLAIRE peptoné.	ÉMULSION DE BACILLES SECS	TÉMOINS		DIAGNOSTIC CLINIQUE
				SÉRUM	ANTIGÈNES	
30	+ de 8		+ de 8	o	o	
31	4 à 6		6 à 8	o	o	
32	2 à 4		6	o	o	Tuberculeux à la période de
33	4 à 6		6 à 8	o	o	ramollissement avec état général
34	2		4	o	o	excellent.
35	2 à 4		4	— de 2	o	
36	6 à 8	+ de 8	+ de 8	o	o	
37	2 à 4	6 à 8	6 à 8	o	o	Bovidés hypervaccinés par inocu-
38	2 à 4		2 à 4	o	o	lations intraveineuses de bacilles
39	2	+ de 8	+ de 8	o	o	tuberculeux cultivés sur bile de
40	2 à 4	+ de 8	+ de 8	— dé 2	o	bœuf glycérinée.
41	2 à 4	6 à 8	6 à 8	— de 2	o	
42	4 à 6	6	6	o	o	Bovidé reconnu tuberculeux à l'abatage.
43	+ de 8	+ de 8	+ de 8	o	o	Bovidé reconnu tuberculeux à l'abatage.

2º DEUXIÈME GROUPE. — Sérums contenant
des anticorps décelés uniquement par l'extrait bacillaire
peptoné ou une émulsion de bacilles secs (sérums
sensibilisants et inhibants).

SÉRUMS	EXTRAIT BACILLAIRE à l'eau.	EXTRAIT BACILLAIRE peptoné.	ÉMULSION DE BACILLES SECS	TÉMOINS		DIAGNOSTIC CLINIQUE
				SÉRUM	ANTIGÈNES	
44	o	— de 2		o	o	Tuberculeux, 2º période; fébricitant.
45	o	2		o	o	Tuberculeux du sommet. Adénite. Apyrétique, bon état général.
46	o	2		o	o	Tuberculeux, 2º période; peu de fièvre, état stationnaire.

SÉRUMS	EXTRAIT BACILLAIRE à l'eau.	EXTRAIT BACILLAIRE peptoné.	ÉMULSION DE BACILLES SECS	TÉMOINS		DIAGNOSTIC CLINIQUE
				SÉRUM	ANTIGÈNES	
47	o	— de 2		o	o	Tuberculeux à la 3ᵉ période; grosse caverne. Fièvre hectique, évolution rapide.
48	o	2		o	o	Tuberculeux à la 3ᵉ période; caverne. Albuminurie. État général médiocre.
49	o	4		o	o	Tuberculeux à la 3ᵉ période; caverne. Cachexie.
50	o	2		o	o	Ramollissement du sommet droit. État général médiocre.
51	o	2		o	o	Ancienne pleurésie. Ramollissement du sommet. État général médiocre.
52	o	2		o	o	Tuberculeux à la 1ʳᵉ période, bon état général.
53	— de 2	+ de 8		— de 2	o	Tuberculeux 2ᵉ période, évolution lente.
54	o	4 à 6		o	o	Tuberculose 3ᵉ période, caverne, fièvre hectique.
55	— de 2	4 à 6		— de 2	o	Broncho-pneumonie caséeuse.
56	o	— de 2		o	o	Pleurésie séro-fibrineuse. Sommet droit suspect.
57	o	4 à 6		o	o	Tuberculeux, 37 ans. Pleurésie purulente il y a 4 ans, bronchite chaque hiver. Respiration rude et quelques craquements aux 2 sommets. Apyrétique.
58	o	+ de 10		o	o	Tuberculeux, 41 ans. Pleurésie purulente il y a 13 ans; tousse depuis 2 ans. Craquements au sommet droit.
59	o		4 à 6	o	o	Bovidés hypervaccinés par inoculations intraveineuses de bacilles tuberculeux cultivés sur bile de bœuf glycérinée.
60	o		7 à 8	o	o	
61	2 à 4	6 à 8	6 à 8	2 à 4	o	
62	— de 2	+ de 8	+ de 8	— de 2	o	
63	o	2 à 4	2 à 4	o	o	Bovidés reconnus tuberculeux à l'abatage.
64	o	— de 2	— de 2	o	o	
65	o	+ de 8	+ de 8	o	o	
66	o	2	2	o	o	

3° Sérums dont les anticorps n'ont été recherchés qu'avec une seule sorte d'antigène (antigène insoluble dans l'eau).

SÉRUMS	EXTRAIT bacillaire peptoné.	ÉMULSION de bacilles secs	TÉMOINS		DIAGNOSTIC CLINIQUE
			SÉRUM	ANTIGÈNES	
67	4 à 6		o	o	Tuberculeux à la 3e période.
68	6 à 8		o	o	Tuberculeux à la 3e période, évolution rapide.
69	2 à 4		o	o	Pleurésie séro-fibrineuse; apyrétique depuis 2 jours. Bon état.
70	+ de 8		— de 2	o	Tuberculeux à la 2e période. Péritonite tuberculeuse ancienne. Très résistant.
71	6 à 8		— de 2	o	Pleurésie séro-fibrineuse. Sommet droit suspect.
72	4 à 6		o	o	Tuberculeux, 22 ans, 3e période. Caverne au sommet droit; apyrétique.
73	6 à 8		o	o	Tuberculose du sommet droit. Très résistant, bon pronostic.
74	+ de 8	+ de 8	o	o	Tuberculeux à la 3e période; évolution très lente.
75	+ de 8	+ de 8	o	o	Tuberculeux à la 3e période; évolution lente.
76	+ de 8	+ de 8	2 à 4	o	Tuberculeux à la 2e période, résistant.

4° Sérums de tuberculeux ne contenant pas d'anticorps.

SÉRUMS	EXTRAIT bacillaire à l'eau.	EXTRAIT bacillaire peptoné.	ÉMULSION de bacilles secs	TÉMOINS		DIAGNOSTIC CLINIQUE
				SÉRUM	ANTIGÈNES	
77	o	o		o	o	Tuberculeux à la 3e période; évolution rapide. Fièvre hectique.
78	o	o		o	o	Tuberculose du sommet, évolution rapide. Fièvre.

SÉRUMS	EXTRAIT BACILLAIRE à l'eau.	EXTRAIT BACILLAIRE peptoné.	ÉMULSION DE BACILLES SECS	TÉMOINS SÉRUM	TÉMOINS ANTIGÈNES	DIAGNOSTIC CLINIQUE
79	— de 2	— de 2		— de 2	o	Tuberculeux, 3ᵉ période, fièvre hectique.
80	o	o		o	o	Tuberculeux à la 2ᵉ période. Anémie. Évolution très rapide.
81	o	o		o	o	Tuberculeux, 2ᵉ période. Pleurésie ancienne.
82	o	o		o	o	Tuberculeux, 3ᵉ période ; caverne. Évol. très rapide. Fièvre hectique.
83	o	o		o	o	Sommet droit suspect. Bronchites fréquentes ; tousse depuis 3 mois.
84	o	o	o	o	o	
85	o	o	o	o	o	Bovidés reconnus tuberculeux à l'abatage ; lésions très étendues.
86	o	o	o	o	o	

5° **Les sérums n**ᵒˢ **87 à 104 de bovidés reconnus sains à l'abatage** pour lesquels nous avons pratiqué la réaction de fixation avec les deux sortes d'antigènes, ne contenaient pas la moindre trace d'anticorps.

Pour quelques-uns des sérums qui nous ont donné une absence d'hémolyse dans tous les tubes de la série, nous avons eu recours à la méthode I qui consiste à rechercher quel est le volume de sérum susceptible, en présence d'une quantité fixe d'antigène (nous nous sommes servi d'extrait bacillaire peptoné), de dévier une dose d'alexine choisie arbitrairement et assez faible cependant. Nous avons constaté que certains de ces sérums contenaient des anticorps en proportion considérable. C'est ainsi que :

I cent. cube du sérum	n° 5 dévie	16,6	unités d'alexine
—	n° 6 —	16,6	—
—	n° 7 —	25	—
—	n° 19 —	5o	—
—	n° 21 —	16,6	—
—	n° 22 —	12,5 à 16,6	—
—	n° 23 —	25	—
—	n° 24 —	5o	—
—	n° 25 —	12,5 à 16,6	—

En résumé, 1° sur 67 sérums d'*hommes tuberculeux,* aux différentes périodes de la maladie, 60 présentaient des anticorps (soit 89,5 pour 100).

Chez les *bovidés* nous avons trouvé des anticorps : dans tous les sérums de bovidés hypervaccinés par injections intraveineuses de bacilles bovins cultivés sur bile de bœuf glycérinée ; — dans 6 sérums sur 9 de bovidés reconnus tuberculeux à l'abatage.

Il n'y avait pas trace d'anticorps dans les 18 sérums de bovidés reconnus *sains* à l'abatage.

2° On peut constater qu'en général les malades sont d'autant plus résistants que leur sérum contient plus d'anticorps. Les anticorps décelés par les deux sortes d'antigènes se rencontrent surtout dans les sérums (sensibilisants) de malades atteints d'une tuberculose à évolution lente. Les anticorps décelés uniquement par l'antigène insoluble dans l'eau (bacilles secs ou extrait bacillaire peptoné) ont été rencontrés plutôt dans les sérums (sensibilisants et inhibants) de tuberculeux très légèrement atteints, ou, au contraire, lorsque la maladie en était à un stade très avancé et que son évolution se montrait rapide.

Enfin nous avons constaté l'absence d'anticorps dans les tuberculoses à la troisième période dont l'évolution *très rapide* laissait prévoir une issue fatale à brève échéance. Le sérum d'un jeune homme qui présentait seulement un sommet droit suspect, ne contenait pas non plus d'anticorps.

LES ANTICORPS NE SONT PAS DES ANTI-TUBERCULINES. — INTÉRÊT DE LA RÉACTION DE BORDET-GENGOU DANS LA TUBERCULINOTHÉRAPIE.

On n'a pas encore réussi à déceler dans le sang des hommes tuberculeux ou tuberculinés, ni dans celui des animaux hypervaccinés, une véritable antitoxine tuberculinique, c'est-à-dire une substance neutralisant la tuberculine.

En effet, MM. Calmette, Breton et L. Petit ont constaté, à propos de l'ophtalmo-réaction, que le mélange de tuberculine et de sérum de tuberculeux réagissants, se comporte simplement comme de la tuberculine diluée dans les mêmes proportions (1).

Plus tard (2) MM. Calmette et Massol montrèrent que les sérums de chevaux hypervaccinés avec des bacilles tuberculeux (sérum de cheval de l'Institut Pasteur de Lille et sérum de cheval de Vallée) qui contiennent une très forte quantité de sensibilisatrices (chaque centimètre cube fixe 1 cc. 25 d'alexine

---

(1) A. Calmette, M. Breton et L. Petit, in thèse L. Petit. *De l'Ophtalmo-réaction,* Lille, 1907.

(2) Calmette et Massol. *Soc. de Biol.,* 15 janv. 1910, p. 48.

fraîche de cobaye, soit 125 doses minima hémolytiques) n'ont aucune propriété neutralisante in vitro vis-à-vis des tuberculines, lorsqu'on étudie la toxicité de leurs mélanges, soit en injection intracérébrale chez le cobaye tuberculeux, soit en cuti, ophtalmo et sous-cuti-réactions chez l'homme.

Ces sérums très riches en anticorps, mélangés avec la tuberculine jusqu'à sursaturation apparente, c'est-à-dire jusqu'à ce que la présence de tuberculine dans le mélange ne puisse plus être révélée par la réaction de fixation de Bordet-Gengou, laissent intactes les propriétés toxiques de la tuberculine pour les animaux tuberculeux(1).

Cependant, il faut mentionner les résultats obtenus par Löwenstein et Pickert (2) : chez des tuberculeux qui supportaient au moins 100 milligrammes de tuberculine sans présenter de réaction, ces auteurs ont prélevé du sérum qu'ils ont mélangé à de petites quantités de tuberculine (0,05 de tuberculine pour 0,95 de sérum) ; ils ont constaté que la cuti-réaction faite avec ce mélange était affaiblie ou supprimée en la comparant avec une cuti-réaction de contrôle où ils utilisaient de la même manière un sérum d'individu sain. Pickert (3) aurait obtenu des résultats analogues chez des tuberculeux résistants présentant de grosses lésions torpides qui n'avaient pas été traitées par la tuberculine.

---

(1) CALMETTE et MASSOL. *C. R. Acad. des Sciences,* 25 juillet 1910 et 14 août 1911.

(2) LOWENSTEIN et PICKERT. *Deutsch. Med. Woch.,* 1908, n° 52.

(3) PICKERT. *Deutsche Med. Woch.,* 10 juin et 2 sept. 1909.

Poursuivant ses expériences, Löwenstein (1) trouva des anticorps par la réaction de Bordet-Gengou dans tous les cas où il rencontra des substances neutralisant l'action cutanée de la tuberculine. Toutefois, il constata assez souvent la présence d'anticorps dans des sérums qui ne pouvaient neutraliser l'action cutanée de la tuberculine.

Il semble donc bien qu'on n'ait pas le droit de considérer les sensibilisatrices ou anticorps décelés dans les sérums de tuberculeux comme des « antituberculines », ni même de leur donner ce nom. La tuberculine mélangée à un excès d'anticorps garde son aptitude à provoquer dans l'organisme tuberculeux des effets d'intoxication.

On comprend dès lors que l'évolution des lésions se poursuive chez les tuberculeux, bien que leur sérum renferme parfois en grande abondance des anticorps, et que ceux-ci ne jouent point un rôle décisif dans la défense de l'organisme contre la tuberculose.

« Ces anticorps apparaissent simplement comme les témoins de la réaction cellulaire contre la tuberculine sécrétée par les bacilles dans les tissus parasités ou contre la tuberculine introduite artificiellement de l'extérieur ; et ils disparaissent quand la tuberculine introduite ou sécrétée se trouve en excès (animaux tuberculeux entraînés à des doses progressivement croissantes de tuberculine, malades soumis à un traite-

---

(1) Lowenstein. *Zeitschr. für Tuberkulose*, février-mars 1910, p. 337.

ment tuberculinique intensif, tuberculeux atteints de formes aiguës ou très avancés) » (Calmette).

Il ne faut pas en conclure que les anticorps sont négligeables et qu'il est inutile de chercher à en provoquer l'apparition ou à accroître leur quantité. Il semble établi au contraire que plus les anticorps sont abondants, plus le malade résiste à l'intoxication résultant des produits de sécrétion bacillaire.

Or, une indication précieuse pour la tuberculinothérapie résulte de ce fait que, chez les malades traités par la tuberculine, la réaction de Bordet-Gengou montre que la quantité d'anticorps contenue dans leur sérum s'accroît en général tant que ces malades sont résistants et apyrétiques. Par contre, les anticorps disparaissent lorsque surviennent la fièvre hectique et la cachexie. Il est donc indiqué d'employer, en thérapeutique, la tuberculine sous la forme de très petites doses répétées en évitant soigneusement toute réaction fébrile. La tuberculine devient alors un antigène actif, producteur d'anticorps, et il semble bien que l'accumulation de ces derniers dans l'organisme joue un rôle favorable dans la défense contre la tuberculose puisque nous constatons qu'ils existent en d'autant plus grande abondance dans le sérum des malades, que ceux-ci sont plus résistants à la maladie.

Conclusions.

1° Pour la recherche des sensibilisatrices ou anticorps dans les sérums de tuberculeux au moyen de la réaction de Bordet-Gengou, il faut se servir d'éléments exactement préparés et titrés.

2° Le pouvoir alexique est *variable* pour chaque sérum. Il s'atténue de la moitié de sa valeur initiale si l'alexine reste *diluée* sous le volume de 2 centimètres cubes pendant une heure (temps nécessaire à la fixation). La valeur de l'alexine décroît rapidement du fait du vieillissement ; elle devient à peu près nulle au bout de 16 jours de conservation à la glacière. Il est, par conséquent, indispensable de *titrer* l'alexine avant de l'employer, pour déterminer la dose minima active qui permettra de déceler les plus faibles traces d'anticorps.

3° Le sérum hémolytique inactivé sera toujours employé *en excès* (10 à 20 fois la dose minima hémolytique).

4° On utilisera un antigène capable de déceler les anticorps dans les deux groupes de sérums : 1° Sérums contenant des sensibilisatrices, 2° sérums contenant des sensibilisatrices et des inhibitrices. Les bacilles tuberculeux secs en émulsion et un extrait bacillaire peptoné à 10 pour 100 présentent ces propriétés.

Les tuberculines *précipitées* par l'alcool et celles qu'on obtient par simple évaporation des cultures après séparation des bacilles, n'ont aucune valeur comme antigène.

L'antigène est titré à l'aide d'une réaction de fixation.

5° La réaction de Bordet-Gengou s'effectue en employant des doses croissantes d'alexine. La réaction est positive si l'alexine déviée par le mélange antigène + sérum est supérieure à la somme des volumes d'alexine déviée par l'antigène et l'anticorps séparément (tubes témoins).

6° L'*unité* d'anticorps (comme celle d'antigène) peut être représentée par la quantité d'anticorps (contenue dans 1 centimètre cube de sérum) capable de dévier 1 dose minima d'alexine.

7° D'après nos recherches personnelles effectuées sur *104* sérums, au moyen des deux sortes d'antigènes, les anticorps sont d'autant plus abondants que le tuberculeux est plus résistant.

8° Toutefois, les anticorps ne sont pas des antituberculines : ils ne neutralisent pas les propriétés toxiques de la tuberculine. Ils apparaissent simplement comme des témoins de la réaction cellulaire contre la tuberculine sécrétée par les bacilles dans l'organisme ou introduite de l'extérieur par injection ; ils disparaissent quand la tuberculine introduite ou sécrétée se trouve en excès.

8° La réaction de Bordet-Gengou peut donc fournir des indications précieuses à la tuberculinothérapie en permettant de suivre la formation, la progression, et la disparition des anticorps dans le sérum des malades.

CONCLUSIONS GÉNÉRALES

Il se dégage de cette étude :

1° Que certaines réactions humorales sont précieuses pour aider la clinique dans le diagnostic, le pronostic et le traitement de la tuberculose (réactions à la tuberculine, agglutination, albumino-réaction, mesure de l'indice opsonique, recherche des anticorps par la réaction de Bordet-Gengou) ;

2° Que certaines autres réactions n'ont qu'un intérêt purement biologique (mesure du pouvoir alexique, réactions de précipitation, uro-réaction de Malméjac, réaction d'activation du venin de cobra).

Si l'on s'en rapporte à leur caractère prédominant, les premières réactions peuvent être classées de la façon suivante :

I. — Réactions de diagnostic précoce.

a) La cuti-réaction et l'intradermo-réaction qui sont assez sensibles pour révéler une simple infection bacillaire ; aussi n'ont-elles de valeur clinique que chez les tout jeunes enfants. (La cuti-réaction peut jouer un rôle dans la lutte sociale contre la tuberculose).

b) L'ophtalmo-réaction, qui paraît ne révéler en général que des lésions en évolution.

c) L'agglutination dont la spécificité n'est pas établie.

II. — Réaction de confirmation de la tuberculose.

L'albumino-réaction des expectorations, qui indique l'existence de lésions pulmonaires.

III. — Réactions de contrôle de guérison apparente.

a) L'albumino-réaction qui devient négative en même temps que se cicatrisent les lésions pulmonaires.

b) L'indice opsonique, quand il présente une courbe d'une stabilité durable.

c) L'ophtalmo-réaction qui, dans la majorité des cas, se montre négative lorsque l'évolution des lésions est arrêtée depuis un certain temps.

IV. — Réactions utiles au pronostic et à la tuberculino-thérapie.

a) La mesure de l'indice opsonique, ou, plus exactement, la courbe opsonique dont la hauteur et les oscillations sont en rapport avec l'évolution de la tuberculose.

b) La réaction de fixation de l'alexine ou de déviation du complément (Bordet-Gengou) qui permet de suivre l'apparition, la progression et la disparition des sensibilisatrices ou anticorps au cours de la tuberculose et du traitement par la tuberculine ou par les sérums « antituberculeux ». Cette méthode présente un champ ouvert à des investigations qui, à l'aide d'une technique précise, donneront peut-être des résultats d'une haute importance pratique.

TABLE DES MATIÈRES

CHARTRES. — IMPRIMERIE DURAND, RUE FULBERT.